Dʳ Adrien LACOMBE

DE L'UNIVERSITÉ DE PARIS

LA

MÉTHODE ÉPIDURALE

PARIS

VIGOT FRÈRES, ÉDITEURS

23, PLACE DE L'ÉCOLE-DE-MÉDECINE, 23

—

1902

LA
MÉTHODE ÉPIDURALE

PARIS

VIGOT FRÈRES, ÉDITEURS

23, PLACE DE L'ÉCOLE-DE-MÉDECINE, 23

1902

A MON PÈRE ET A MA MÈRE

Hommage d'affection filiale

A MES FRÈRES ET A MES SŒURS

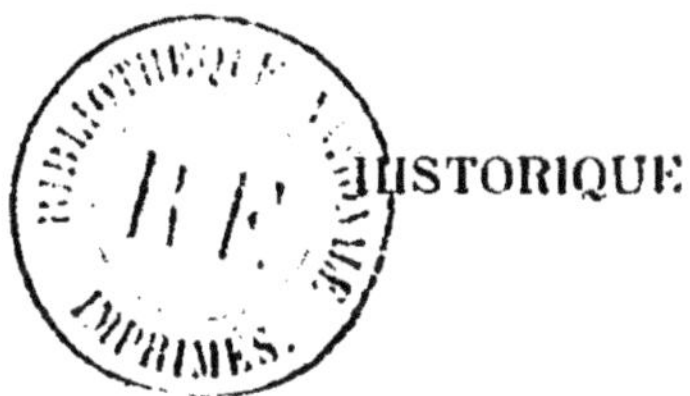

HISTORIQUE

Au mois de décembre 1900, M. Cathelin nous faisait part des expériences faites par lui dans le laboratoire de M. le professeur Richet et nous disait son espérance d'aborder la moelle par une voie nouvelle, facile et inoffensive. Cette voie, il l'avait trouvée chez l'animal, avait obtenu par elle une anesthésie complète chez le chien, et il cherchait l'application de son procédé chez l'homme.

Le 5 février 1901, dans le service de M. le professeur Lejars, à l'hôpital Tenon, il injectait pour la première fois chez l'homme une solution de cocaïne par la voie sacrée, dans l'espace épidural : la méthode était créée. Elle eut la bonne fortune d'être vivement discutée dès l'origine et par là même vulgarisée. Le champ d'expérimentation ouvert par Cathelin sembla vaste et les résultats sont dès à présent si abondants qu'il importait, pour bien fixer les idées, de montrer ce qu'est la méthode, ce qu'elle a déjà donné et ce qu'on est légitimement en droit d'en attendre pour l'avenir.

L'idée d'impressionner la moelle à travers la dure-

mère intacte revient à Léonard Corning (1), médecin
neuro-pathologiste de New-York. Mais ses premiers
essais paravertébraux restèrent extra-duraux et ne furent jamais épiduraux.

Sachant, par les expériences de Harley, que les subs-
tances actives déposées sur la moelle agissent, non par
contact direct, mais par l'intermédiaire du sang veineux,
il cherche à porter l'anesthésique dans une région d'une
extrême richesse vasculaire et l'injecte « entre les apophyses épineuses des dernières vertèbres dorsales, là
où, chez l'homme, il y a beaucoup de petites veines
(*v. spinosæ*) qui courent entre les apophyses épineuses
et, entrant dans le canal rachidien, rejoignent les vaisseaux du plexus spinal interne. »

Il fit, dans ces conditions, deux expériences, l'une sur
le chien — où il obtint l'anesthésie du train inférieur de
l'animal, avec conservation de la sensibilité du segment
antérieur — l'autre sur un homme atteint de pertes
séminales. Il eut un résultat anesthésique certain et
variable avec la dose injectée.

Jamais Corning n'étudia d'autre voie que cette voie
lombaire et, dès lors, on peut dire qu'il ne fit jamais
sciemment d'injection dans l'espace épidural puisque
cet espace n'est abordable cliniquement, comme l'a bien
montré Tuffier (2), que par la voie sacrée.

C'est à Cathelin que revient l'honneur d'avoir découvert cette voie.

Il l'a expérimentée le 5 février 1901, à Tenon, dans le

(1) Paris, 1888. Philadelphie.
(2) TUFFIER, *Société de biologie*, 11 mai 1901, n° 17, p. 191.

service de M. le professeur Lejars, et cherchait alors à
l'utiliser pour la cocaïnisation. Des doses de 4, 6, 8 centigrammes furent injectées sur trois malades. Celui qui
reçut 8 centigrammes eut une analgésie légère, mais
insuffisante pour une intervention chirurgicale. M. Lejars
conseille à Cathelin de continuer ses expériences sans se
hâter « de conclure et de publier » (2).

De son côté, M. Athanase Sicard poursuivait les
mêmes recherches et, le 20 avril 1901, en faisait l'objet
d'une communication à la Société de biologie sous le
titre : « Les injections médicamenteuses *extra-durales*
par voie sacro-coccygienne. » Il constatait, comme
l'avait obtenu Cathelin, l'analgésie chez l'animal et son
défaut chez l'homme. Il signalait de plus, les heureux
résultats obtenus dans 9 cas de douleurs névralgiques
des lombes ou des membres inférieurs (2 cas de douleurs
fulgurantes, 3 cas de lumbago, 4 cas de sciatique).

Les expériences remontaient à quinze jours.

Dès la séance suivante, 27 avril 1901, Cathelin publiait
ses résultats : « Une nouvelle voie d'injection rachidienne,
méthode des *injections épidurales*, par le procédé du
canal sacré, applications à l'homme».

Pour la première fois, le mot épidural est écrit. C'est
sous ce titre que la méthode est aujourd'hui connue.

Cathelin exposait ses premières expériences sur le
chien chez lequel il a obtenu l'anesthésie complète de
tout le corps avec 3 cmc. de solution cocaïnée à 1 0/0.

Pour être certain d'avoir bien pénétré dans l'espace

(2) LEJARS, *Société de chirurgie*, 22 mai 1901.

épidural, il laissait l'aiguille en place et injectait 4 cmc. d'encre de chine. Le chien était sacrifié dix jours après et une coupe verticale de la colonne vertébrale montrait alors l'espace épidural injecté en noir jusqu'à la région cervicale.

Il insistait sur l'innocuité de la méthode, rappelait les expériences faites sur l'homme et terminait en montrant tout l'intérêt *médical* de cette méthode contre le symptôme « douleur ».

Les publications sur la méthode nouvelle arrivèrent alors de tous côtés.

Ce sont d'abord, cinq communications de Cathelin à la Société de biologie.

Technique de la ponction du canal sacré pour aborder la voie épidurale. Ses avantages au laboratoire (1).

Mode d'action de la cocaïne injectée dans l'espace épidural par le procédé du canal sacré (2).

Essai d'anesthésie générale du chien par injection de chloral dans l'espace épidural (3).

Un mot d'histoire à propos des injections épidurales et notes anatomiques sur le canal sacré (4).

Du meilleur procédé d'abord, de la voie épidurale. Indications médicales de la méthode (5).

Du même auteur, dans la *Presse Médicale* du 15 juin :

La ponction du canal sacré et la méthode épidurale.

(1) *Soc. biologie.* 4 mai 1901.
(2) *Soc. biologie.* 4 mai 1901.
(3) *Soc. biologie.* 11 mai 1901.
(4) *Soc. biologie.* 8 juin 1901.
(5) *Soc. biologie.* 8 juin 1901.

— 9 —

De M. Tuffier, une lettre dans la *Presse Médicale* à propos de l'historique des injections épidurales.

De Michel Brocard : « l'analgésie épidurale ».

M. Widalapplique la méthode au traitement des douleurs viscérales et intercostales.

M. Souques injecte, dans un cas de sciatique, 2 cmc. d'une solution cocaïnée 1 0,0 et constate la disparition presque instantanée de la douleur.

M. Chipault cite, à la Société de biologie, deux cas de sciatique très améliorés par la méthode et obtient même une analgésie suffisante pour lui permettre de pratiquer une résection de coccyx.

Colleville (de Reims) injecte la gaïacol orthoformé ; Schachmann (de Bucharest) les sels solubles de mercure dans les myélites syphilitiques.

Mauclaire pratique, par cette voie, des injections iodoformées dans certaines formes de mal de Pott.

Enfin, Michel Brocard, Houlié, Laporte, Thiellement, Bour et plus récemment Durand-Breffort consacrent à l'étude de la question nouvelle, leur thèse inaugurale

Nous avons vu naître la méthode et nous l'avons expérimentée dans des affections douloureuses les plus diverses, et même en obstétrique. Nous n'avons eu qu'à nous en louer. La disparition, ou tout au moins une grande diminution de la douleur s'est toujours produite. Les femmes en couches nous ont paru en bénéficier ; les résultats obtenus sont trop peu nombreux pour conclure, mais assez encourageants pour poursuivre l'étude.

ETUDE ANATOMIQUE

L'étude anatomique de la région où s'enfoncera l'aiguille est, on le conçoit aisément, de la plus haute importance.

Elle seule donnera au praticien l'assurance nécessaire pour surmonter les difficultés du début et lui fera trouver relativement facile la pratique de l'injection épidurale.

Nous décrirons donc :

1° L'os sec et surtout l'orifice inférieur du canal sacré;

2° Le canal sacré avec son contenu;

3° L'espace épidural vertébral;

I. — SACRUM ET POINTS DE REPÉRE

1° Prenons un sacrum et examinons-le par sa face postérieure, la seule qui nous intéresse. Convexe dans tous les sens, « d'une convexité cependant plus accusée verticalement qu'horizontalement », elle présente sur la ligne médiane la « *crête sacrée* », coupante, avec quatre saillies faciles à sentir sous la peau. Ce sont les apophyses épineuses sacrées : elles font suite aux apophyses épineuses lombaires. Suivons du doigt cette crête. Au niveau du quatrième tubercule sacré qui le termine, nous la voyons se bifurquer, formant une sorte de V ou d'U renversé (∩) : c'est l'hiatus inférieur du canal sacré, appelé encore hiatus sacro-coccygien, bien improprement d'ailleurs, puisque le coccyx n'entre en rien dans sa constitution.

Cet hiatus qui constitue la « zone de piqûre » l'espace utile où nous piquerons l'aiguille, mérite de nous arrêter

Sa forme est, suivant les classiques, tantôt un U renversé, tantôt un V. L'extrémité inférieure des branches de cet U ou de ce V se renfle en un tubercule qui, pour Morestin, représente « un cinquième tubercule postéri-interne du sacrum et devrait porter le nom de tubercule neural car il figure ce qui reste des portions neurales des vertèbres ». Ces deux tubercules constituent les cornes inférieures du sacrum.

Le sommet de l'échancrure est quelquefois *lisse*. Plus souvent (7 fois sur 10 sacrums), la crête sacrée est terminée par un tubercule moins volumineux que les deux précédents, représentant les deux neuraux fusionnés de la quatrième vertèbre sacrée.

Cette fusion, dans certains cas, ne se produit pas : il y a deux tubercules distincts.

Une fois enfin, les neuraux des vertèbres sacrées n'étaient nulle part fusionnés ; la crête était double depuis la première aphophyse épineuse et l'espace interposé était comblé par du tissu fibro-aponévrotique émanant des régions voisines (1) »

Des crêtes épaisses, curvilignes, à concavité interne et inférieure, réunissent le tubercule médian aux tubercules inférieurs. Elles servent d'insertion aux trousseaux fibreux qui ferment en bas le canal sacré et constituent le ligament *obturateur sacré inférieur*.

Ces tubercules, les deux inférieurs surtout qui sont constants, sont les points de repère osseux pour la ponction. Il est indispensable de bien connaître leur situation et la distance qui les sépare.

A travers la peau, ils sont facilement sentis à l'extrémité inférieure de la crête épineuse sacrée par le doigt qui la *descend* lentement.

Sur l'os sec, les deux tubercules inférieurs, à peu près symétriques, se trouvent sur la même horizontale. Le triangle formé en joignant le tubercule médian supérieur aux deux tubercules inférieurs, est sensiblement isocèle.

Nous avons mesuré sur 17 sacrums (10 sacrums d'homme, 7 de femmes) la hauteur de la verticale abaissée du tubercule supérieur, ou, en son absence, du sommet de l'hiatus sur le plan horizontal passant par les tubercules inférieurs. Nous avons trouvé chez l'homme : une hauteur moyenne de 19 millimètres, avec un minimum de 16 millimètres et un maximum de

(1) BROCARD. — Analgésie médicale par voie épidurale, *thèse* de Paris, 1901.

24 milimètres. Chez la femme : une hauteur moyenne de 18 millim. avec 15 de minimum et 22 de maximum (2).

La distance entre les faces internes des tubercules extérieurs, varie entre 8 et 9 milimètres. Ils font une saillie légère (2 millimètres en moyenne) à l'intérieur du canal.

D'une façon approximative, l'hiatus, sur l'os sec, forme un triangle isocèle de 2 centimètres de hauteur sur 1 centimètre de base.

Nous devons retenir de ce rapide exposé que la zone de piqûre offre comme points de repère : sur les côtés, deux tubercules constants, les tubercules terminaux des cornes du sacrum ; en haut, un tubercule médian, moins constant que les premiers, dont la hauteur et la forme variables donnent à la région tantôt l'aspect d'un Λ ou d'un $\cap$ plus ou moins allongé, sans sommet même parfois quand le tubercule terminal n'existe pas ou ne peut être senti.

Nous avons pris nos points de repère, à travers la peau, en descendant lentement la crête sacrée. Nous en-

(2) Brocard signale dans sa thèse l'existence sur certains sacrums de minces lamelles osseuses unissant les crêtes latérales dont elles dépendent et dont la fusion se fait sur la ligne médiane, derrière le tubercule supérieur qu'elles débordent en bas. La hauteur de l'hiatus se trouve alors diminuée de 3 à 4 millimètres. Nous n'avons rencontré cette disposition qu'une fois dans une collection de 13 sacrums, et nous ne pensons pas qu'elle apporte, comme le dit Brocard, un obstacle sérieux à l'introduction de l'aiguille, ni qu'il faille en conclure la nécessité de piquer entre les tubercules inférieurs.

fonçons l'aiguille au sommet du V sacré. Que va-t-elle traverser ?

La peau d'abord, puis une couche de tissu cellulaire sous-cutané, d'épaisseur variable,suivant l'embonpoint du sujet. Au-dessous, des fibres aponévrotiques constituées, suivant Morestin, par des fibres entrecroisées des grands fessiers, les vestiges fibreux des muscles extenseurs de la queue et un plan profond vertical né des bords internes des petites cornes sacrées. Ce trousseau aponévrotique constitue le ligament sacro-coccygien postérieur et convertit en canal la gouttière formée par les cornes sacrées.

Le ligament sacro-coccygien postérieur peut se répartir en trois faisceaux : le faisceau médian, large, aplati, prend son insertion inférieure à la partie postérieure des deux premières pièces du coccyx. Les deux faisceaux latéraux, plus épais, moins larges, vont des cornes sacrées à la partie postéro-externe de la deuxième pièce du coccyx.

L'aiguille perfore ce ligament comme elle crèverait « une peau de tambour » donnant une sensation de légère résistance vaincue, assez analogue à celle qu'on éprouve dans la paracenthèse du tympan. Elle se trouve alors dans le canal sacré.

II. — Canal sacré et son contenu

Le canal sacré est formé, comme le canal rachidien dont il est la suite, par la superposition des vertèbres sacrées. Il parcourt le sacrum tout entier et décrit comme lui une courbure à concavité inférieure.

La paroi postérieure, presque rectiligne dans le sens vertical, est creusée d'une gouttière longitudinale médiane, formée par l'écartement des lames vertébrales, et précieuse pour diriger l'aiguille.

La paroi antérieure est ondulée dans le sens vertical. « Ces ondulations donnent au canal sacré une disposition en chapelet dont les grains sont d'autant plus aplatis d'avant en arrière qu'on le considère plus près de sa terminaison inférieure qui se fait à hauteur de la troisième ou quatrième vertèbre sacrée. »

Ces circonstances anatomiques font un devoir au praticien de suivre autant que possible la paroi postérieure du canal sacré, d'où la nécessité de piquer *très haut*, aussi près que possible du sommet du V sacré.

La courbure et les dimensions du canal sacré sont des plus importantes à connaître, d'autant que jusqu'à ces dernières années, cette étude, dont le but pratique n'apparaissait pas, avait été faite de manière très incomplète Les classiques n'en font guère mention et parmi ceux qui ont le mieux étudié la question, ont fait des coupes nombreuses de sacrum, on est tout étonné de voir des divergences d'opinion marquées.

Pour Cathelin (1), le canal sacré tout en restant courbe, l'est toujours moins que la face antérieure du sacrum et présente un point rétréci au niveau de la troisième vertèbre sacrée, et un aplatissement au niveau de la cinquième. Pour Chipault (2), ce canal est d'un calibre sensiblement fusiforme et n'offre pas le rétrécis-

(1) CATHELIN. *Société de biologie*, 8 juin 1901.
(2) CHIPAULT. *Société de biologie*, 22 juin 1001.

sement signalé par Cathelin. Pour Brocard (3) le sacrum est plat et son canal d'une courbure très peu prononcée.

Comment les auteurs peuvent-ils ne pas être d'accord sur des faits aussi matériels ? Sans doute il faut uniquement l'attribuer à ce que la courbure du sacrum et de son canal varie d'un sexe à l'autre et dans le même individu, suivant l'âge. « Le sacrum est plus long et plus étroit chez l'homme. » (Poirier, *Ostéologie*.) Il est plus large, plus court et plus incurvé chez la femme ; les enfants ont un sacrum plat, un sacrum « d'anthropoïde » jusqu'à la puberté où sa courbure s'établit, plus accentuée chez la fille que chez le garçon.

Le canal sacré est occupé à sa partie supérieure par le cul-de-sac terminal de la dure-mère qui, suivant Chipault, s'arrète toujours au niveau de la première apophyse sacrée « quels que soient l'âge et la position du sujet. » Cette conclusion nous a paru être parfois en défaut. Nous avons trouvé, rarement chez la femme (1 fois sur 10), mais plus souvent chez l'enfant (7 fois sur 13) le cône dural descendant plus bas que cette première apophyse sans atteindre — sauf dans un cas — la deuxième apophyse sacrée. La fréquence de cette disposition chez l'enfant tient vraisemblablement à ce que le développement du squelette n'est pas encore proportionné à celui de la moelle. Cathelin (1) l'a fort ingé-

---

(3) BROCARD. *Thèse* de Paris, juillet 1901.

(1) CATHELIN. Utilisation de la voie du canal sacré chez l'enfant pour la ponction sous-arachnoïdienne. *Bull. méd.*, 23 novembre 1901, p. 988

nieusement utilisée pour faire par voie sacrée la ponction sous-arachnoïdienne.

Tout dernièrement (11 mars 1902) à Necker, au cours d'une ponction épidurale chez un homme de 31 ans, de haute taille, nous avons constaté l'issue du liquide céphalo-rachidien au moment où, abaissant le pavillon de l'aiguille, nous commencions à la pousser dans le canal sacré. Nous avons aussitôt retiré l'aiguille : elle n'avait pénétré que de 4 centimètres.

C'est la seule fois que nous avons trouvé chez l'homme le cône dural descendant aussi bas. Cathelin, qui était présent, nous a dit n'avoir jamais rencontré cette disposition et nous sommes tenté, comme lui-même, de voir là une anomalie.

Quoi qu'il en soit, l'important au point de vue pratique est de connaître la distance moyenne qui sépare le cône dural du V sacré. Variable suivant l'âge, le sexe, la taille du sujet, elle nous a paru être toujours inférieure à 8 cm. et supérieure (sauf dans le cas cité plus haut) à 5 cm. Une aiguille de 6 cm. pourra donc convenir dans la plupart des cas, d'autant mieux qu'il faut tenir compte des parties molles traversées.

Le cône dural affecte avec les parois du canal sacré des rapports fixes. Ils ne sont en rien influencés par les mouvements de flexion ou de redressement du malade.

Au-dessous du cône dural, le canal sacré contient les ganglions et les racines, formant fer à cheval autour du cul-de-sac terminal de la dure-mère.

Ils sont *accolés à la paroi antérieure du canal sur-*

« *tout lorsqu'on fait fléchir les cuisses du sujet*. Une
« gaine durale épaisse les entoure, formant l'appareil
« de soutènement des éléments nerveux ; cet appareil est
« constitué par les attaches du filum à la paroi posté-
« rieure du premier corps vertébral sacré, par une cloi-
« son médiane antéro-postérieure, par des filaments
« fibreux postéro-antérieurs qui vont de la gaine des
« racines à la paroi antérieure du canal, par la trame
« fenêtrée inter-radiculaire qui relie entre elles les gaines
« durales des trois ou quatre premières racines sa-
« crées (1). »

L'ensemble des paires sacrées avec leurs renflements
ganglionnaires rayonnant autour du cul-de-sac dural
affecte assez vraisemblablement la forme d'une palme,
d'un éventail, dont les racines formeraient les rayons et
le tissu conjonctif interradiculaire, la trame.

Les veines forment un ensemble bien systématisé
dont la caractéristique est surtout « la disposition en
plexus presque indépendant pour chaque racine »
qu'elles accompagnent et entourent comme d'une gaine
vasculaire.

Elles sont surtout *abondantes à la partie postéro-
supérieure* du canal, deviennent plus rares vers le
coccyx et affectent dans leur ensemble la forme d'une
« arcade ogivale à pointe inférieure. » Cette richesse
vasculaire de la région est très importante. Nous verrons qu'elle joue le rôle principal dans l'absorption médicamenteuse.

(1) CHIPAULT. *Société de biologie*, 22 juin, 1901

La graisse, en quantité notable, est très cloisonnée, très fluide. Elle se trouve surtout à la partie postérieure du canal et sur l'homme vivant, serait, pour Chipault, un obstacle à la diffusion des liquides injectés. Nous ne sommes pas entièrement de cet avis.

De ces données anatomiques retenons surtout ce fait :

A la partie antérieure du canal se trouvent les racines avec leurs ganglions et leur plexus.

Cet ensemble s'accole à la paroi lorsque le sujet fléchit les cuisses.

A la partie postérieure se trouve la graisse et les veines, rares vers le coccyx, très importantes plus haut.

Cette disposition fait une nécessité pour le praticien de suivre, autant que possible, avec l'aiguille la paroi postérieure du canal.

III. — ESPACE ÉPIDURAL

L'espace épidural, compris entre le feuillet dure-mérien proprement dit et le feuillet périostique est, dans toute la hauteur de la colonne vertébrale, « un espace virtuel qui ne se déplisse qu'autant qu'on y pousse une injection et, de même que normalement on ne peut ponctionner une cavité pleurale dont les deux feuillets glissent l'un sur l'autre, sans entrer dans le poumon, de même il est impossible de ponctionner l'espace épidural latéralement (1). »

(1) CATHELIN, *Soc. biologie*, 10 mai 1901.

La dure-mère est comme « accolée au périoste vertébral. » Elle s'attache en haut au pourtour du trou occipital pour adhérer au-delà à toute la table interne des os du crâne ; autrement dit *il n'y a pas d'espace épidural crânien*. Une injection qui aurait réussi à soulever la dure-mère dans toute son étendue ne pourrait pénétrer dans les espaces sous-arachnoïdiens du cerveau.

Mais, dans le sacrum, la moelle se termine par un filum très ténu : le fourreau méningé forme le cône dural dont nous avons déjà mentionné les limites. L'espace épidural, entre ces limites et le V sacré, de virtuel devient réel.

Quelle est la capacité de l'espace épidural ? nous l'avons vue devenir plus grande lorsque le sujet fléchit les cuisses, les racines nerveuses venant s'aplatir à la face antérieure du canal. De plus, le décollement de la dure-mère qui s'établit de proche en proche et peut remonter plus ou moins haut est susceptible de l'augmenter dans de fortes proportions. Toutes raisons qui empêchent son évaluation exacte.

Si l'on s'en tient à mesurer la capacité de l'espace épidural *réel*, dans le canal sacré, on la trouve fort réduite. Nous avons refait l'expérience de Brocard et poussé une injection de cire colorée par le V d'un sacrum encore articulé. L'injection est ressortie presque aussitôt. Le volume de la cire restée était de 3 centimètres cubes. L'expérience nous paraissant peu précise, nous l'avons refaite en évaluant le volume du mastic nécessaire pour remplir l'espace entre le cône dural et le V. Nous avons trouvé 3 cc. 5.

Nous en concluons que le décollement de la dure-mère doit s'établir *nécessairement* après toute injection supérieure à 3 centimètres cubes.

ÉTUDE PHYSIOLOGIQUE

Nous étudierons :

1° Les solutions injectées ;

2° La tolérance de l'espace épidural et l'innocuité de l'injection ;

3° Le mécanisme de l'absorption et de l'analgésie.

I. — LES SOLUTIONS INJECTÉES

Nombreux sont déjà les liquides injectés dans l'espace épidural, réalisant ainsi les prévisions de Cathelin qui, dès sa première communication, voyait dans la méthode épidurale non pas seulement une méthode d'analgésie médicale, mais une voie nouvelle d'introduction médicamenteuse, « intermédiaire aux voies buccale, intramusculaire, hypodermique ».

Chlorhydrate de cocaïne. — a) En solution aqueuse. Nous employons surtout la solution aqueuse au 1/100, ou mieux au 1/200. On a pu injecter sans accident jusqu'à 10 centigrammes de cocaïne ; les effets obtenus n'ont été ni plus rapides, ni plus durables. Il nous a paru inutile, dans la plupart des cas, de dépasser une dose de 3 centigrammes d'alcaloïde, et toujours l'expérience nous a prouvé que, pour une même dose de substance active, la solution agit d'autant mieux qu'elle est plus étendue.

b) Huile cocaïnée. — Il faut employer la cocaïne et non ses sels. Ces derniers, comme ceux de la plupart des alcaloïdes, sont insolubles dans l'huile. Le titre de la solution (huile d'amandes douces) est généralement de 1/100. On injecte d'ordinaire 2 centimètres cubes, soit 2 centigrammes.

Quoi qu'en dise Chipault, cette solution huileuse ne nous a pas semblé préférable à la solution aqueuse, de stérilisation plus facile. Les effets obtenus sont sensiblement les mêmes.

Nous n'avons jamais observé de symptômes d'intoxication, même chez les malades ayant quitté la clinique sitôt après l'injection. Tous accusent une sensation spéciale de « montée » non douloureuse le long du rachis. Quelques-uns, assez rares, éprouvent une douleur au niveau des reins. Jamais nous n'avons vu ces vomissements et ces céphalées rebelles qui sont l'apanage de l'injection sous-arachnoïdienne.

L'antipyrine a été également employée et a donné d'heureux résultats dans le service du professeur Brissaud (1). Nous ne l'avons jamais expérimentée.

(1) *Thèse* de BROCARD, Paris, 1901. Analgésie médicale par voie épidurale.

On pourrait de même utiliser, croyons-nous, les anes-
thésiques succédanés de la cocaïne : encaïne, tropo-
caïne, etc.

Gaïacol orthoformé. — Employé pour la première fois le
29 avril 1901 par Colleville de Reims (2) dans un cas de
douleurs sacro-lombaires, puis, quelques jours plus
tard, dans deux cas de sciatique, le gaïacol orthoformé
fut bien toléré et amena vite la sédation des douleurs.

La première injection fut de 1 cent. cube, les autres
de 2 cent. cubes d'une solution dont la formule était :

Gaïacol cristallisé.................	6 grammes.
Orthoforme.....................	0 gr. 50
Acide benzoïque.................	0 gr. 365
Huile d'amandes douces stérilisée à	
120°................... q. s. p.	60 cent. cubes.

Ces injections ne sont pas tout à fait indolores. Les
malades se plaignent de picotements le long de la
colonne vertébrale, pendant une heure environ.

Chlorhydrate de morphine. — Tentée deux fois par Brocard, une fois par nous, la solution aqueuse de chlorhydrate de morphine ne donne pas des résultats bien
supérieurs à ceux obtenus par la cocaïne. De plus,
notre malade a eu presque aussitôt des vomissements,
de l'agitation, de la céphalée. La température s'est élevée
à 38°9. La solution employée par nous était au 1/200.
Nous en avions injecté 2 cent. cubes. Ces légers accidents d'intoxication nous en font déconseiller l'emploi.

(2) COLLEVILLE. *Union médicale du Nord Est,* 30 mai 1901.

Chloral. — Chez l'animal, Cathelin a obtenu l'anesthésie complète en injectant le chloral par la voie épidurale. Chez l'homme nous avons injecté une seule fois 2 grammes de chloral en solution huileuse (10 cmc.) dans un cas de sciatique. Le malade accusa une sensation de chaleur assez pénible, puis au bout d'une heure, se sentit très soulagé et s'assoupit.

L'injection ne fut pas renouvelée et le traitement fut continué par les injections de cocaïne.

Iodoforme. — Mauclaire eut le premier l'idée d'injecter l'iodoforme par voie sacrée dans certaines formes de mal de Pott caractérisées soit par des lésions osseuses s'ouvrant dans le canal vertébral, soit par des lésions de pachyméningite externe tuberculeuse.

Le véhicule choisi par lui fut d'abord la glycérine puis l'huile de vaseline. Les quantités injectées varièrent de 1 à 3 cmc. et furent bien supportées.

Chipault qui s'est également servi, depuis, d'huile iodoformée, ne signale pas non plus d'accidents d'intolérance.

Sérum artificiel. — Le sérum ordinaire injecté à la température de l'appartement, 15 à 16°, et à des doses variant entre 10 et 20 centimètres cubes, pouvant même atteindre 50 centimètres cubes, a donné des résultats analgésiques parfois supérieurs à ceux obtenus par la cocaïne. Nous le préférons lorsque nous voulons obtenir la sédation de la douleur dans les parties du corps situées au-dessus de l'ombilic.

L'injection doit être poussée lentement pour éviter le décollement trop rapide de la dure-mère.

Brocard, sur le conseil de M. le professeur Brissaud, emploie le sérum glacé. La seringue chargée est plongée dans un mélange réfrigérant de glace et de sel marin.

Le point de congélation du sérum ordinaire (7 grammes de NaCl pour 1000) et par conséquent son point de fusion lorsqu'il est congelé, a lieu vers — 6°. Il s'abaisse encore si la teneur en chlorure de sodium est plus élevée. Les résultats obtenus par ce procédé sont parfaits.

Les injections de sérum — glacé ou ordinaire — sont absolument indolores. Ce sont celles qui donnent les meilleurs résultats analgésiques, sans crainte d'intolérance ou d'intoxication. Aussi, est-ce à elles que vont nos préférences.

Sels mercuriels solubles. — Dès ses premières communications, Cathelin conseillait d'injecter, par la voie sacrée, les sels solubles de mercure dans les syphilis médullaires graves. Le benzoate et le cyanure de mercure étant les plus solubles, étaient les plus indiqués. Schachmann de Bucharest (1) a injecté le benzoate au 1/100 par injections quotidiennes de 1 cmc. Il n'eut aucun accident d'intoxication, sauf, à la troisième injection, une température vespérale un peu élevée (39°). Nous publions plus loin cette observation.

Iodure de potassium. — L'iodure de potassium a été déjà injecté par la voie *sous-arachnoïdienne*, mais non sans dangers. Sicard en consigne quelques observations dans sa thèse. Jaboulay de Lyon, a publié un

(1) SCHACHMANN. Soc. médicale des hôpitaux de Paris, 18 octobre 1901.

cas mortel dans le *Lyon médical*, du 9 octobre 1898. Jacob, dans la clinique de Leyden, cite trois observations de myélite syphilitique, traitée par injections sous-arachnoïdiennes d'iodure de potassium avec divers accidents, vomissements, céphalée, élévation de la température, mais non suivis de mort.

Nous injectons en ce moment l'iodure de potassium *par voie sacrée*; nous avons, par doses croissantes, pu atteindre la dose de 3 grammes d'iodure par injection et par jour. Le malade paraît un peu amélioré. L'expérience est en cours et nous ne pouvons préjuger du résultat. Ce que nous pouvons affirmer, c'est que nous avons eu ni accidents d'intolérance, ni douleur consécutive à l'injection.

II. — Tolérance de l'Espace Épidural et innocuité de la méthode

De ce rapide exposé des solutions déjà injectées dans le canal sacré, si différentes en volume et en teneur médicamenteuse, se dégagent deux faits qui méritent de retenir notre attention.

C'est, d'une part, l'extrême tolérance de l'espace épidural, d'autre part, l'innocuité parfaite de la méthode.

Cathelin a pu injecter chez un chien de taille moyenne jusqu'à 500 cc. de sérum sans accident, sans aucun symptôme de compression médullaire.

Chez l'homme, des doses de 30, 40, 50 cc. de sérum sont injectées impunément.

Lejars, Reclus, Cathelin ont injecté jusqu'à 10 centigr. de cocaïne, sans danger, sans symptômes d'intoxication, alors que parcourant la thèse de Bour (1) sur l'empoisonnement par la cocaïne, nous voyons des accidents mortels avec des doses de 3 à 4 centigrammes de l'alcaloïde soit injecté sous la peau ou par voie sous-arachnoïdienne, soit même simplement déposé à la surface d'une muqueuse.

L'iodure de potassium, par voie sous-arachnoïdienne donne un résultat mortel à Jaboulay, des accidents au moins fâcheux, sinon graves, dans les autres cas. — Il est inoffensif par voie épidurale.

Dès lors, ce n'est pas seulement comme thérapeutique de la seule douleur que s'indique la méthode : on peut lui prévoir des indications plus étendues. C'est à elle qu'on s'adressera dans les cas où il faudra faire vite et bien, dans les syphilis graves en injectant le mercure, dans les maux de Pott inférieurs avec l'iodoforme, dans le tétanos et l'éclampsie puerpérale avec le chloral à haute dose. Elle deviendra, dans certains cas, la voie médicamenteuse par excellence pour les sérums thérapeutiques. Par elle on injectera le cacodylate aux tuberculeux, le bromure aux hystériques et cela parce que la méthode épidurale est relativement simple de technique, rapide d'action, et surtout inoffensive.

(1) E. Bour. *Contribution à l'étude de l'empoisonnement aigu par la cocaïne. Thèse.* Paris, 1901.

III. — Mécanisme de l'absorption et de l'analgésie

Les liquides injectés dans l'espace épidural montent par capillarité, décollent la dure-mère et gagnant de proche en proche le long de la colonne vertébrale, peuvent atteindre le trou occipital. — L'insertion de la dure-mère à ce point devient pour eux une barrière infranchissable.

Cette « montée épidurale » est aujourd'hui un fait acquis. — Les malades en accusent la sensation très nette au cours de l'injection et les expériences faites avec les liquides colorés l'ont surabondamment démontrée. Rappelons que les premières expériences furent faites par Cathelin dans le laboratoire de M. le professeur Richet. Il injecta d'abord de l'encre de Chine, puis du bleu de méthylène et trouva l'espace épidural injecté jusqu'à la région cervicale, tranchant par la couleur employée sur « la blancheur nacrée des espaces sous-arachnoïdiens. »

Ces expériences furent reprises par Brocard, Chipault, Mauclaire et entièrement confirmées.

Elles montrèrent de plus que ces plexus veineux si riches, dont nous avons parlé plus haut étaient eux aussi injectés. A l'autopsie d'un chien de 4 kg. ayant reçu 150 cc. de cire colorée, on put voir que la substance solidifiée avait fusé dans les veines périrachidiennes et presque dans les canaux veineux du diploé. Dès lors le mécanisme de l'absorption est facile à comprendre.

Le liquide injecté monte par capillarité et est absorbé

par osmose, par dialyse, très rapidement, étant donné l'extrême richesse vasculaire de la région.

L'hydratation des éléments anatomiques est donc vite obtenue et par elle l'effet anesthésiant, comme dans l'injection hypodermique d'eau distillée.

Tout ce qui précède s'applique à l'injection d'une solution simple, d'eau bouillie ou de sérum par exemple.

Prenons le cas où l'on injecte de la cocaïne ou tout autre alcaloïde.

L'hydratation des éléments se fait comme dans le cas précédent, s'étend plus ou moins loin suivant la quantité de solution injectée et la douleur qui a disparu rapidement « peut reparaître partiellement dès que l'hydratation a cessé », ne laissant subsister que l'effet de la substance active.

A cet effet local vient s'ajouter un ensemble de phénomènes généraux, dus à la pénétration dans l'économie tout entière de l'alcaloïde absorbé au niveau de l'espace épidural par le plexus veineux, phénomènes qui peuvent aller jusqu'à l'intoxication si la quantité d'alcaloïde injectée est trop forte et *qui dépendent d'ailleurs de l'alcaloïde lui-même et non de son mode de pénétration dans l'organisme.*

Ainsi expliqué, le mécanisme de l'absorption et de l'analgésie n'aurait rien de bien particulier à l'espace épidural ; il serait celui de toute injection faite au contact d'une surface très vasculaire et d'absorption rapide, la séreuse péritonéale par exemple.

Certes, l'homologie entre le péritoine et l'espace épidural peut être poussée très loin : même richesse vasculaire ; séreuse des deux côtés. Le terme de « *séreuse épidurale* » peut être soutenu.

De plus, M. le professeur Richet a obtenu chez l'animal une anesthésie de plusieurs heures en injectant une solution de chloral au 1/10 dans le péritoine. Cathelin est arrivé au même résultat en injectant le chloral dans l'espace épidural.

Le mécanisme de l'analgésie par la méthode épidurale nous paraît cependant plus complexe.

A ces phénomènes d'osmose et d'absorption veineuse d'ordre général, il convient, selon nous, d'ajouter l'action directe de l'injection sur les éléments nerveux, action très particulière à l'espace épidural et que l'étude anatomique de la région faisait prévoir, action très différente suivant la quantité de liquide injecté.

Si l'injection est faible, ne dépasse pas 4 à 5 cmc., nous avons vu que le décollement de la dure-mère se fait peu ou pas, et, en tout cas, d'une manière bien lente. Le liquide reste, en grande partie, au-dessous du cône dural dans cet espace que nous avons appelé espace épidural réel. L'action sur la moelle est nulle ; le liquide agit sur les racines seules, par compression.

Au contraire, avec une injection de 10 à 15 cmc., le liquide monte rapidement, décolle la dure-mère de proche en proche sur une grande étendue et détermine sur le liquide céphalo-rachidien des troubles statiques, de la fluctuation, qui se répercutent sur la moelle soit directement, soit plutôt par l'intermédiaire des vaisseaux qui l'irriguent.

TECHNIQUE DE LA PONCTION

Elle comprend :
1° L'instrumentation ;
2° La position à donner au malade ;
3° L'injection.

I. — INSTRUMENTATION.

Elle est des plus simples : une seringue qui sera celle de Roux, ou de Lüer. Nous préférons cette dernière dont la stérilisation est des plus faciles et nous employons celle récemment construite dont la capacité est de 5 cmc.

L'aiguille sera en acier.

Nous nous servons de celle construite par Collin sur les indications de Cathelin. Elle est en acier, a 6 cent, de long, 7 dixièmes de millimètre de diamètre et 3 millimètre de biseau. Nous n'employons pas, à l'encontre de Brocard, l'aiguille en platine iridé, qui pique moins bien et est trop flexible. Celle en acier ne casse que « dans des mains brutales ».

La stérilisation est faite selon le mode ordinaire par l'ébullition prolongée une demi-heure, dans une eau ne contenant pas de carbonate de soude.

Comme l'a montré Tuffier, ce sel décompose et précipite le chlorhydrate de cocaïne. Le liquide à injecter devient alors d'un blanc laiteux, on peut donc s'apercevoir facilement de la faute commise.

II. — Position du malade

Elle varie suivant les auteurs, et se ramène à trois, le décubitus latéral, la position genu-pectorale, la position de Trendelenburg.

Le décubitus latéral est le procédé de choix.

Le malade est bien posé, ne se fatigue pas; la région opératoire est très à découvert; l'opérateur a toutes facilités pour trouver les points de repère et pratiquer l'injection. C'est ce procédé que nous employons presque exclusivement.

Le malade est couché, en position de Sims, sur le côté gauche, le plus près possible du bord du lit. Les jambes sont pliées sur les cuisses et celles-ci vers le tronc, en chien de fusil.

Dans cette position, par suite du poids des parties molles, le pli interfessier s'abaisse du côté du plan du lit. La crête sacrée ne lui correspond plus et doit être cherchée *1 ou 2 centimètres au-dessus.*

Position genu-pectorale. — C'est la position d'abord préconisée par les auteurs. Le malade était vite fatigué, mais l'opérateur trouvait facilement ses points de repère.

Le pli interfessier, également sollicité des deux côtés, ne pouvait se déplacer. De plus, suivant Cathelin, cette position « facilitait l'écoulement graduel du liquide et permettait d'éviter les fausses routes latérales ». C'est une position d'exception.

Position de Trendelenburg. — C'est la position préconisée par Chipault (1). Il rejette le décubitus latéral ou ventral pour n'admettre que le décubitus dorsal, tête basse et cuisses fléchies, c'est-à-dire dans la position de Trendelenburg : « C'est le meilleur moyen d'empêcher
« que le liquide injecté ne s'écoule dans la partie anté-
« rieure du canal, et ne vienne buter contre les travées
« obliques qui réunissent les racines les plus basses à
« la partie antérieure du canal sacré. Si l'on admet l'ac-
« tion directe de la cocaïne sur les éléments nerveux,
« cet obstacle explique qu'on n'ait, par le procédé cou-
« rant, d'analgésie que par les racines coccygiennes, les
« autres n'étant pas touchées; et si l'on admet l'action
« de la cocaïne par l'intermédiaire des vaisseaux, il s'ex-
« plique encore mieux puisqu'aucun vaisseau ne se
« trouve dans cette partie préradiculaire du canal et la
« grande majorité dans sa partie postérieure. C'est de
« ce côté que la position de Trendelenburg dirige l'in-
« jection qui se trouve aussi en contact plus large avec
« ceux-ci, et en contact ainsi avec un beaucoup plus
« grand nombre de racines. »

Ces considérations ont leur valeur. Elles expliquent certains insuccès dans les positions ordinaires, mais cette

(1) *Médecine moderne*, 19 juin 1901.

position de Trendelenburg est si mal commode à appliquer en ville, si peu agréable au malade, qu'il nous semble devoir la réserver pour les cas d'insuccès, ou pour les cas où nous pourrions disposer d'un plan incliné.

Dans certains cas, fort rares, où les malades ne peuvent être couchés, nous pratiquons la piqûre, le malade nous tournant le dos et s'appuyant de tout le haut du corps sur une table, un lit, ou un dossier de chaise.

III. — L'injection

Nous étudierons :
a) La recherche des points de repère ;
b) L'injection elle-même.

a) *Recherche des points de repère.* — La crête sacrée est, sur certains sujets maigres, visible à l'œil nu. Elle dessine sous la peau une série d'éminences en chapelet dont la dernière, un peu au-dessus de la naissance du pli interfessier, est le sommet du Λ sacré.

La recherche est dès lors facile, mais chez les personnes grasses ou même d'embonpoint moyen, la recherche par la vue, toujours très insuffisante et toujours trompeuse, doit être remplacée par l'*exploration digitale* qui ne souffre pas d'exception. Les doigts, se déplaçant l'un contre l'autre, descendent la crête sacrée « *comme la marche d'un escalier* ». Le dernier tubercule franchi, le doigt tombe sur une surface brusquement dépressible « *où il s'enfonce* ». C'est la « *fontanelle sacrée* », comme l'a si bien baptisée Cathelin. Des deux côtés, on sent les cornes sacrées. Désormais le doigt est en place et *ne doit plus bouger*.

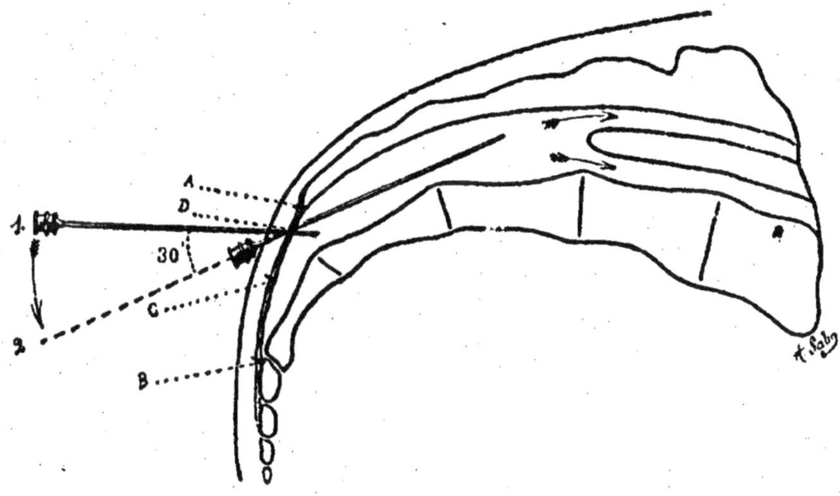

Fig. I — *Les deux temps de la ponction.*

A B C : Ligament obturateur.
En 1 l'aiguille, oblique, perfore le ligament au point D.
En 2, l'aiguille, ramenée de 30° à l'horizontale, est poussée à fond.

Ce procédé, d'exploration digitale, par *descente de la crête sacrée*, est le seul qui mène au but. Celui qui consiste à partir du pli interfessier, pour aller, un peu à l'aventure, à la recherche du triangle, expose à de nombreux mécomptes, d'autant que le pli fessier, comme nous l'avons vu, se déplace suivant les

(1) Due à l'obligeance de M. Cathelin.

positions du malade et dès lors ne saurait plus servir de point de repère.

Nous devons ajouter que la région a été au préalable aseptisée par lavage au savon et à l'alcool.

b) *L'injection*. — Notre index gauche est en place. Nous prenons l'aiguille de la main droite, et nous piquons, sous la pulpe de l'index gauche, au milieu de l'ongle, dans la partie supérieure du V sacré.

Nous préférons cette technique à celle de Sicard qui pique trop bas, entre les deux cornes latérales. On risque fort de rester ainsi sous la peau.

La piqûre se fait en deux temps.

Premier temps. Nous enfonçons l'aiguille en lui donnant une direction, *oblique sur l'horizontale de 25 à 30°* et nous enfonçons de un à deux centimètres suivant l'épaisseur des parties molles, jusqu'à ce que nous ayons la sensation de perforer le ligament, comme « on crève une peau de tambour. »

Nous ne saurions trop insister sur la nécessité de piquer obliquement. Tout le secret de la ponction est là. La direction oblique de l'aiguille permet de crever le ligament *à coup sûr*. Elle seule permet de ne pas rester *sous la peau*.

Deuxième temps. Lorsque l'aiguille a ainsi franchi l'hiatus, nous ramenons le pavillon à l'horizontale, *il doit toucher les téguments*. Nous poussons alors à fond, sauf chez les enfants, en ayant soin de *rester dans le plan médian*. L'aiguille ne doit éprouver aucune résistance, elle s'enfonce aisément « comme dans un corps mou. »

Lorsqu'elle est en place, il est impossible de la faire

mouvoir latéralement. Elle est « épousée par le canal sacré », solidement enclavée. La sensation de l'aiguille bien en place dans le canal sacré est « de celles qui ne trompent pas. »

Si l'on éprouve de la résistance en enfonçant l'aiguille, retirer légèrement et enfoncer en abaissant le plus possible le pavillon de l'aiguille, en déprimant même les téguments s'il est besoin.

Nous avons, dans un cas que nous considérons comme une anomalie, obtenu quelques gouttes de liquide céphalo-rachidien. Nous conseillons alors de remettre la ponction à une autre séance et de recommencer alors sans pousser l'aiguille aussi loin.

D'autres fois, une goutte de sang peut sourdre au pavillon de l'aiguille; c'est que la pointe de celle-ci est dans un vaisseau. Il suffit de retirer ou d'enfoncer légèrement.

Lorsque l'aiguille est sous la peau, elle est mobile dans tous les sens; une injection pratiquée dans ces conditions détermine une boule d'œdème très visible. Il faut toujours s'en assurer.

Lorsque l'aiguille est bien en place, on pratique l'injection.

La seringue est bien purgée d'air et l'on pousse l'injection très lentement en regardant si aucune boule d'œdème ne se forme.

Le piston de la seringue devient de plus en plus dur au fur et à mesure que l'on injecte plus de liquide.

En terminant l'injection, nous conseillons de retirer la seringue avec l'aiguille, tout en poussant les derniers centimètres cubes de la solution injectée : on lave ainsi le canal et la légère boule d'œdème qui se produit lorsque l'aiguille est sous la peau, indique que l'injection a été bien faite.

La piqûre est occluse avec une goutte de collodion. Nous tenons le collodion dans des tubes à peinture stérilisés. Il n'y a pas d'évaporation et la pression à la partie inférieure du tube fait sourdre une seule goutte de collodion qu'on dépose juste à l'endroit voulu, et très proprement.

L'injection épidurale est absolument indolore et nous n'avons jamais employé l'insensibilisation de la peau au chlorure d'éthyle comme le conseille Brocard.

Les malades accusent tous au cours de l'injection la sensation très nette de la « *montée épidurale* ». Pas de douleur, mais une sorte de démangeaison, d'engourdissement.

Lorsque l'injection fuse par les trous sacrés vers la cuisse et le sciatique, les malades ressentent comme un poids dans la fesse et la cuisse ; d'autres disent qu'on les paralyse, qu'on les pince.

Les sensations sont un peu variables, mais jamais douloureuses. Les malades quittent l'hôpital, sitôt l'injection faite, sans qu'elle ait de suites fâcheuses.

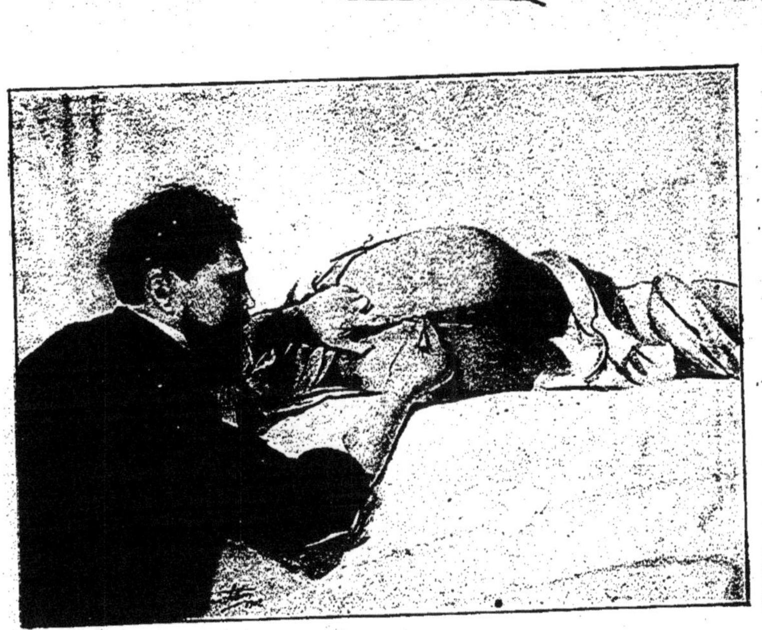

DIFFICULTÉS DE LA PONCTION

Nous venons de voir que la pratique de l'injection est en général facile. Cependant, au début surtout, il peut y avoir certaines difficultés provenant soit du sujet, soit de l'opérateur, difficultés qu'il faut bien connaître, pour les tourner.

Faute de nous en souvenir nous avons manqué, comme tous les débutants d'ailleurs, nos premières ponctions.

I. *Difficultés provenant du sujet.* — 1° La plus importante, car elle n'a guère de remède, est l'épaisse couche de graisse qui, chez certaines femmes obèses, peut atteindre 3 à 4 centimètres. Les points de repère sont impossibles à déterminer, et d'autre part, la méthode préconisée par Brocard consistant à mesurer la distance du coccyx au sacré, et à piquer vers le septième centimètre, ne peut réussir que par un heureux hasard sur lequel il vaut mieux ne pas compter.

L'aiguille à employer devra être plus longue, c'est évident, et nous essaierons de trouver nos points de repère de la manière la moins approximative possible.

En cas d'insuccès, mieux vaut renoncer à l'injection.

2° Dans certains cas de bassins à orifice aplati, l'aiguille ne peut pénétrer. Durand en signale un cas dans sa thèse. Là encore, après un essai infructueux, il faut abandonner toute nouvelle tentative.

II. *Difficultés provenant de l'opérateur.* — 1° Les points de repère ont été mal pris. Le tubercule médian qui peut être dédoublé a donné la sensation des deux cornes

— 44 —

latérales, et l'aiguille enfoncée au-dessus de la pointe du
V est venue buter sur la face postérieure de la cinquième
vertèbre sacrée. Croyant être dans le canal, l'opérateur
après abaissement de l'aiguille, l'a enfoncée sous la
peau. L'injection faite, est restée hypodermique. Erreur
d'autant plus à craindre qu'elle passe souvent inaperçue
et que l'opérateur n'obtenant pas de l'injection le bénéfice espéré, est tout disposé à incriminer la méthode.

2° Le repérage a été bien fait ; la peau que l'on n'a pas
fixée a entraîné la pointe et l'on a piqué trop latéralement ; l'aiguille a buté contre un des deux tubercules latéraux. D'où la nécessité de bien rester dans le *plan médian*.

3° Le repérage a été bien fait, mais l'opérateur a piqué
trop haut, a buté sur le sommet du V.

Deux cas peuvent alors se produire : l'aiguille s'enfonce, restant sous la peau. L'aiguille, retenue par la
résistance des tissus, ne peut être abaissée suffisamment, et sa trop grande obliquité fait buter la pointe sur
la paroi antérieure du canal.

4° Le repérage a été bien fait, mais l'opérateur a piqué
trop bas ; il est alors arrêté par la face postérieure de
la cinquième vertèbre sacrée. Ajoutons que c'est une faute
rarement commise avec la ponction en deux temps et
qu'un peu d'attention évite toujours, les tubercules latéraux étant facilement sentis.

5° Le repérage a été bien fait, le premier temps de la
ponction a conduit l'aiguille au delà du ligament obturateur, mais, au deuxième temps elle ne peut être enfoncée. C'est alors qu'elle n'a pas été suffisamment

abaissée, il faut fortement déprimer les téguments avant de pousser.

En résumé, « le grand obstacle réside surtout dans « la face postérieure du sacrum et non dans la paroi « antérieure du canal. D'où l'indication de piquer tou-« jours avec précaution jusqu'à ce qu'on ait rencontré « cette dernière paroi. On retire légèrement l'aiguille « avant de l'abaisser et on est sûr de ne pas rester « sous la peau (1). »

(1) DURAND-BREFFART. *Thèse*, Paris, 1902.

RÉSULTATS DE LA MÉTHODE ÉPIDURALE

Les résultats obtenus jusqu'ici sont bien différents suivant qu'il s'agit de l'homme ou des animaux.

A. *Chez les animaux.* — Chez ceux-ci, l'analgésie obtenue est totale et complète. Les premières expériences de Cathelin (1) l'ont parfaitement montré et celles tentées depuis par nombre d'expérimentateurs et par nous-même n'ont fait que le confirmer Rappelons, puisqu'elle est du domaine de l'histoire de la méthode épidurale, l'expérience de Cathelin.

« Le samedi 26 janvier 1901, j'injecte par la voie sacrée
« 3 cmc. de cocaïne à 1 pour 100 à un chien de 7 kilogr.,
« j'obtiens une *anesthésie complète de tout le corps.* La
« sensibilité revient au bout des pattes après vingt mi-
« nutes et trois quarts d'heure après, le chien était en-
« core anesthésié du train postérieur (1). »

La technique de l'injection épidurale est plus simple encore chez l'animal que chez l'homme.

(1) CATHELIN *Société de Biologie*, 20 avril 1901.

On place l'animal sur la table à expériences, les pattes postérieures près du bord, les pattes antérieures sont fixées et on n'a pas besoin de le museler. Des doigts extrêmes de la main gauche, on repère les crêtes iliaques et, de l'index gauche, on suit la saillie de la crête sacrée, le doigt descendant jusqu'à ce qu'il rencontre une légère dépression. Cela fait, un aide tire sur la queue et l'abaisse en la faisant jouer de haut en bas pendant que le doigt indicateur gauche cherche bien si le premier point de repère répond *au défaut de la queue*. Cela fait, on introduit l'aiguille, d'abord obliquement jusqu'à ce qu'on sente une surface dure. A ce moment on enlève le doigt et pendant que de *la main gauche on appuie fort et à plat sur tout le sacrum*, l'aide maintenant toujours la queue qu'il tire et baisse, on relève délicatement la pointe de l'aiguille et on pousse tout droit de 4 cm. environ.

Au laboratoire, l'injection épidurale est donc une méthode d'anesthésie sûre et très simple. D'autant que l'aiguille, bien enclavée, peut être laissée en place pour une nouvelle injection lorsque revient la sensibilité.

B. *Chez l'homme.* — Chez l'homme l'anesthésie n'a jamais pu être obtenue suffisante pour un acte opératoire. Cependant Chipault a pu, en mettant son malade en position de Trendelenburg, réaliser l'insensibilisation par voie épidurale et pratiquer une résection du coccyx. Ce cas reste jusqu'à présent isolé et au point de vue anesthésie opératoire, la méthode n'a pas reçu d'applications.

En revanche, l'injection épidurale a pris, dès le début, une place prépondérante dans la thérapeutique de la douleur. Elle s'est révélée agent analgésique de premier ordre tant par la rapidité et la sûreté que par la durée de son action.

Mais là ne se borne pas son rôle. L'innocuité et la facilité d'abord de l'espace épidural, sa tolérance remarquable et surtout la surface veineuse considérable qu'elle offre à l'absorption, désignaient la méthode comme voie d'inoculation médicamenteuse en général.

C'est de ce côté qu'ont porté les recherches. Les résultats positifs obtenus sont déjà nombreux et encourageants. Ils font bien augurer de l'avenir.

Il n'y a pas de contre-indication d'âge.

Nous étudierons donc la méthode épidurale :

1º Au point de vue de l'analgésie. Nous insisterons surtout sur les résultats obtenus dans des affections où jusqu'ici l'injection épidurale n'a pas encore été tentée (coliques hépatiques, lésions des organes du petit bassin, etc.). Nous parlerons, pour prendre date, et quoique la question ne soit pas encore au point, de ce que peut donner la méthode en analgésie obstétricale.

2º Au point de vue médical général, nous verrons comment on a utilisé la méthode, comme topique local, comme modificateur à distance ou comme voie d'absorption médicamenteuse.

I. — L'Injection épidurale comme mode d'analgésie, Sciatique.

Les premières injections tentées, pour atténuer les douleurs de la sciatique, furent intrarachidiennes. Les résultats obtenus, favorables entre les mains de Achard (1), Pierre Marie et Guillain, ne permettaient cependant pas de généraliser une méthode non exempte de dangers. Aussi dès que la ponction épidurale fut connue, sa parfaite innocuité en recommandait l'essai et le succès obtenu fut si complet, qu'on doit aujourd'hui recourir à cette méthode, d'emblée chez certains malades, et toujours lorsque les autres traitements ont échoué.

Les effets de l'injection épidurale sont surprenants, on assiste parfois à une véritable résurrection comme en témoigne l'observation de M. Widal (2) à la Société médicale des Hôpitaux, rapportée par M. A. Souques.

Mme M.... 61 ans, entre le 2 mai à la maison municipale de santé. Elle souffre depuis cinq ans de douleurs occupant la face postérieure de la cuisse droite mais ne l'empêchant pas de vaquer à ses occupations. En décembre dernier, les douleurs s'accrurent rapidement et la marche ne tarda pas à devenir pénible, presque impossible.

A l'entrée de la malade on constatait les symptômes classiques d'une sciatique droite : points fessier, rétro-trochantérien, crural, péronier. Le signe de Lasègue existait quand on mettait la cuisse en assez forte flexion sur le bassin. Les dou-

(1) Achard, *Société de Neurologie*, 7 mars 1901.
(2) A. Souques, *Société médicale des Hôpitaux*, 28 juin 1901.

leurs étaient cependant assez fortes pour gêner la marche considérablement ; aussi, pour les éviter, la malade préférait-elle garder le lit.

La thérapeutique usuelle avait été essayée sans succès en ville. J'eus recours pendant quatre jours consécutifs au siphonage mais sans aucun résultat.

C'est à ce moment (8 mai) que M. Widal voulut bien faire à cette malade une injection épidurale de deux centigrammes de cocaïne. *L'effet fut immédiat. Instantanément la malade se leva et se mit à marcher, à tourner dans tous les sens, à fléchir et à étendre la jambe sans aucune douleur. La surprise fut aussi grande pour elle que pour nous.* Il était dix heures et demie du matin. Vers six heures de l'après-midi, quelques légères douleurs reparurent au niveau de la partie externe du genou.

Le lendemain matin, 9 mai, l'état est identique, la malade ne ressent toujours qu'une faible douleur à la face externe du genou, ne l'empêchant aucunement de marcher.

Le 12 mai, quatre jours après l'injection, les douleurs réapparaissent le long de la face postéro-externe de la cuisse.

Le 16 mai, la douleur est revenue, au niveau de la gouttière ischio-trochantérienne.

Néanmoins, elle est moins vive qu'auparavant ; elle permet à la malade de marcher et de faire avec la jambe des mouvements assez étendus.

Devant ce retour progressif des points douloureux, je fais le 17 mai une nouvelle injection épidurale de 2 centimètres cubes contenant 0 gr. 02 de cocaïne. Comme la première fois les douleurs cessent immédiatement et complètement.

Le lendemain 18 mai, la malade se trouvant guérie quitte l'hôpital. Revue le 3 juin, 18 jours après cette seconde injection, elle n'éprouvait plus aucune espèce de douleur et tous les mouvements et la marche étaient libres et indolores. Il en était de même le 25 juin, c'est-à-dire *cinq semaines* après sa sortie de l'hôpital.

Depuis cette observation typique, nombreux sont les auteurs qui ont expérimenté l'injection épidurale, soit de cocaïne, soit de sérum contre la sciatique. Tous en ont retiré un bénéfice vraiment encourageant. Brocard (1), Durand (2), Laporte (3), Thiellement (4) dans leurs thèses inaugurales concluent en faveur de ce nouveau mode de traitement et apportent un contingent d'observations considérable.

A l'heure actuelle, plus de 300 cas de sciatique ont été guéris ou améliorés. Leur examen permet donc de poser d'une façon assez précise les indications du traitement.

Il est dirigé contre l'élément « douleur », et si d'ordinaire la guérison est obtenue par la méthode épidurale seule, il faut cependant se réserver de traiter en même temps la cause générale, par exemple les sciatiques dues au traumatisme, au surmenage, à la syphilis, à la blennorrhagie, au paludisme — ou encore lorsqu'à côté de la névralgie sciatique, il existe des lésions de névrite périphérique.

La guérison est d'ordinaire en raison directe de l'ancienneté de l'affection.

En général, trois injections pratiquées à quatre jours

(1) Brocard, Analgésie médicale par la voie épidurale (*Thèse,* Paris, 1901).

(2) Durand, La méthode des injections épidurales par voie sacrée (*Thèse,* Paris, 1901).

(3) Charles Laporte, Traitement de la sciatique par les injections extradurales (*Thèse,* Paris, 1901).

(4) Thiellement, Injections extradurales dans la sciatique et le lumbago (*Thèse,* Paris, 1901).

d'intervalle suffisent. Dès la première, la douleur disparaît ou tout au moins s'atténue fortement. Dans d'autres cas, la série est plus longue et il faut pratiquer cinq, dix, quinze injections. La bénignité de la piqûre permet de continuer le traitement longtemps. Le malade qui a ressenti une amélioration réelle dès la première injection, vient d'ailleurs de lui-même « redemander sa piqûre ». Cette amélioration plus ou moins grande doit toujours se produire, et un résultat absolument négatif doit faire penser à une ponction mal faite.

Voyons ce qui se produit après l'injection.

L'analgésie débute par la racine du membre. Les points ischiatique, rétro-trochantérien et cruraux de Valleix disparaissent les premiers, puis les points inférieurs péronier et rétro-malléolaire, qui sont les plus tendces, cèdent à leur tour. Le malade peut se baisser, s'accroupir, plier les jambes sur les cuisses; le signe de Lasègue n'existe plus.

D'ordinaire, l'analgésie dure trois jours, et on voit alors reparaitre, mais bien diminuée, la douleur dans les points qui ont cédé les derniers, péronier et rétro-malléolaire. Une ou plusieurs injections, espacées comme nous avons dit, en ont raison la plupart du temps.

La guérison se produit-elle toujours ?

Oui, dans les cas de névralgie, dite *a frigore* — à début pas trop éloigné. Ce sont les cas les plus favorables, et heureusement ceux qui se présentent le plus souvent.

Dans les sciatiques anciennes, à attaques multiples,

lorsque les douleurs sont liées à une névrite périphérique ou à une lésion des centres (tabès, myélite), avec troubles trophiques, on peut observer des insuccès. Ce sont des cas rebelles à toute médication, pour lesquels il ne saurait y avoir de guérison absolue « parce que les lésions sont invétérées et ne sauraient être atteintes par la méthode ». La très grande amélioration que seule la piqûre est capable d'y apporter en fait encore la méthode de choix.

Dans les sciatiques dites hystériques, la ponction peut donner de fort bons résultats — les mêmes d'ailleurs qu'une simple injection hypodermique d'eau distillée ou toute autre médication. Tout dépend de l'imagination du sujet et de la façon dont les préparatifs ont impressionné son esprit. Ces cas ne relèvent plus de la thérapeutique.

II. — Névralgies du plexus lombaire, Coccygodynie, Lumbago.

Nous venons de voir les heureux résultats de la ponction épidurale dans la névralgie sciatique. Ils sont plus satisfaisants encore dans les névralgies du plexus lombaire, soit coccygienne, soit lombo-abdominale, soit crurale, soit lombo-fessière.

Les névralgies des nerfs coccygiens étant une affection rare, les observations sont peu nombreuses. Dans un cas de coccygodynie, rebelle à tout autre traitement, Chipault obtint la cessation de la douleur avec une seule ponction épidurale.

Dans les autres névralgies du plexus lombaire, par contre, les observations abondent, et toutes sont favorables. Les points lombaires et iliaques disparaissent les premiers; les points inguinaux et sous-pubiens cèdent moins vite. « Rarement les branches du plexus « sont atteintes simultanément, mais l'injection cocaïnée « épidurale ira au-devant des atteintes ultérieures du « mal en coupant la *communication de la douleur* au ni- « veau même de l'émergence des nerfs. En décollant « la dure-mère elle interpose entre les parois osseuse « et durale une couche bienfaisante de liquide qui ob- « sorbée par osmose, produit une zone d'anesthésie « régulière (1). » On comprend dès lors les beaux succès de l'injection épidurale dans les cas de lumbago et la nécessité d'injecter une quantité de liquide assez considérable pour que le décollement dure-mérien remonte suffisamment haut. Aussi, d'accord avec Thiellement, préférons-nous, dans ces cas. employer le sérum ordinaire et injecter des doses variables, suivant les individus, mais toujours supérieures à 10 cmc.

Sitôt après l'injection, si elle a été suffisante, le malade, courbé en deux, se redresse, et tout étonné, peut faire mouvoir sa colonne vertébrale, se baisser, se relever sans aucune douleur.

Parmi une vingtaine d'observations personnelles. nous citerons les deux suivantes qui nous ont paru être les plus intéressantes.

(1) DURAND, *thèse*, Paris, 1901.

Observation I

Pierre M..., jardinier, habitant Viroflay, 54 ans. Atteint depuis 1892 d'une névralgie sacro-lombaire, qui s'est accentuée en 1900, au point de lui interdire tout travail. Il souffre beaucoup et dort mal.

Les traitements les plus divers ont été essayés, sans résultat : liniments, ventouses, électricité, massage, syphonage, bains térébenthinés, vapeurs sèches, bains sulfureux, etc.

2 août 1901. — Une injection de deux centimètres cubes de cocaïne à 1 0/0 est suivie d'une diminution considérable de la douleur. Le malade repose la nuit suivante « comme il ne l'a pas fait depuis 5 ans. »

6 août 1901. — Injection de 4 centimètres cubes de solution à 0,50 0/0. Les douleurs diminuent.

11 août 1901. — Injection de 10 centimètres cubes de sérum.

Le malade se plaint seulement d'engourdissement, mais ne *souffre plus* et dort bien.

22 août 1901. — Le malade a repris son travail, il a cependant un peu de gêne pour soulever les fardeaux ou se baisser à terre. Une dernière injection de 15 centimètres cubes de sérum lui est faite. Le malade est guéri.

Il est revenu nous voir au mois de janvier 1902. Les douleurs n'avaient plus reparu.

Observation II

Marie B..., blanchisseuse, 32 ans, a eu des douleurs rhumatismales à différentes reprises.

Le 5 décembre 1901, elle travaille toute la journée « les pieds dans l'eau » ayant ses règles. Le soir même elle se sent courbaturée, et dans la nuit les douleurs deviennent si vives qu'elle fait appeler un médecin.

Loin de s'atténuer, les douleurs augmentent. On lui fait des pointes de feu sur la région lombaire le 7 décembre.

Son état ne s'améliorant pas, elle vient nous trouver le 15 décembre.

Elle souffre de douleurs en ceinture très vives. Il lui est impossible de se baisser, elle marche tout d'une pièce. La marche est douloureuse ; elle s'aide d'un bâton.

Au palper, la région lombaire est très douloureuse.

15 décembre. — Nous lui faisons une injection de sérum (7.50 de NaCl 0/00). 15 centimètres cubes sont injectés. Cinq minutes après l'injection, la malade dit se sentir mieux et descend du lit. Elle marche sans canne, elle se baisse, défait et remet ses souliers, ne souffre plus.

Elle part enchantée.

19 décembre. — Le malade revient. Elle a eu un peu de courbature légèrement douloureuse la veille, et demande une piqûre. Nous injectons 10 centimètres cubes de sérum.

Injection indolore comme la première.

La malade part ne souffrant plus. Nous ne l'avons pas revue.

III. — Névralgie intercostale

Le traitement de la névralgie intercostale a, lui aussi, largement bénéficié de l'injection épidurale. M. Widal a obtenu la disparation instantanée de la douleur après injection de 2 centigrammes de cocaïne d'une solution de 1 %, et la guérison a persisté.

Nous avons toujours constaté (cinq observations) la disparition immédiate de la douleur, mais parfois le soulagement obtenu n'a duré que quelques heures ou quelques jours. La douleur reparaissait alors avec une atténuation très marquée. Dans un cas, il nous a fallu trois injections à quatre jours d'intervalle, pour obtenir la guérison complète et définitive. Ce fut le plus rebelle. Le siège de la névralgie était élevé, et, il faut le reconnaître, la méthode donne ses résultats les plus heureux dans les névralgies basses, lorsque les dernières paires intercostales sont seules atteintes. Pour celles-ci, il semble indifférent d'employer le sérum ou la cocaïne, mais lorsque la douleur siège dans les premiers espaces intercostaux, le décollement dure-mérien devant remonter très haut, la quantité de liquide à injecter est plus considérable, rarement inférieure à 10 centimètres cubes, et nous préférons employer le sérum ordinaire.

IV. — Névralgie diaphragmatique

Les résultats obtenus dans la névralgie diaphragmatique sont de tous points comparables aux précédents.

Nous avons expérimenté la voie sacrée dans un cas de douleur névralgique pure, diaphragmatique, chez une femme de trente-sept ans, immobilisée au lit par la souffrance ; une injection de 10 cent. cubes de sérum, pratiquée le 19 octobre 1901, lui permit de se lever, de se mouvoir librement et de « respirer à fond ». La douleur revint, mais atténuée, quatre heures après. Elle disparut complètement après la troisième injection le 27 octobre.

Nous pensons qu'il y aurait peut-être intérêt à calmer par la voie sacrée ces douleurs intolérables du point de côté de la pneumonie, justiciables jusqu'à présent de la seule morphine — quand pointes de feu ou ventouses scarifiées n'en ont pas amené la sédation.

V. — ZONA

Nous n'avons pas eu l'occasion d'expérimenter la méthode dans les cas de zona douloureux. Brocard, dans sa thèse, rapporte une observation personnelle, et une observation de M. Widal. Chez les deux malades, l'analgésie obtenue fut immédiate, mais ne persista qu'un temps assez variable, trente-six à quarante-huit heures en moyenne. La cessation de la douleur n'est pas définitive et reste absolument soumise à la marche de l'éruption.

VI. — ANALGÉSIE DANS LES VISCÉRALGIES

A) Crises gastriques.

Expérimentée par M. Widal, dans un cas de douleurs gastriques consécutives à un ulcère de l'estomac, la méthode épidurale lui donna un beau succès. Voici le résumé de cette observation présentée le 10 mai 1901 à la Société médicale des hôpitaux.

Dem... 27 ans. Chambre 15.

Souffre depuis 6 ans de douleurs gastriques. Elles sont si violentes que la malade est immobilisée au lit, hésite à se livrer au moindre mouvement. L'absorption d'une gorgée de lait réveille les crises les plus pénibles. Depuis six ans, elle n'a pu prendre du bouillon ou des liquides chauds. La palpation de l'épigastre accuse des paroxysmes extrêmes.

Le 6 mai, on lui pratique une injection épidurale de 3 centigrammes de cocaïne dans 5 centimètres cubes d'eau, 10 minutes après, les douleurs disparaissent. La malade peut se lever, boire du lait sans souffrir, et l'on assiste à une véritable résurrection. Le soulagement est absolu jusqu'à 9 heures du soir. A noter que la malade ressentit, une demi-heure après l'injection, une sorte de meurtrissure lombaire. L'analgésie dure 5 jours, à ce moment les douleurs reviennent, mais bien moins fortes.

Le 18 mai, seconde injection, suivie d'analgésie. A noter un léger malaise, ayant vite cédé aux inhalations d'éther.

24 mai. — Le bien-être continue. Le lait est bien supporté.

Pour la première fois depuis 6 ans, la malade prend du bouillon chaud avec un œuf qui est parfaitement toléré.

12 juin. — La guérison persiste.

D'autres observations, aussi concluantes, sont consignées dans la thèse de Durand. Elles montrent que l'analgésie peut se produire aussi bien dans les viscéralgies que dans les douleurs périphériques.

B) **Coliques hépatiques.**

Nous avons eu dernièrement l'occasion de pratiquer une injection épidurale de sérum ordinaire chez un malade atteint de violentes coliques hépatiques. Voici cette observation.

Observation 1

Julien P..., 34 ans, étudiant en lettres.

Est pris le 3 décembre 1901 d'une violente douleur dans l'hypocondre droit avec irradiation vers l'omoplate droite. vomissements.

Nous voyons le malade le 4 décembre au matin, les conjonctives sont un peu jaunes, il y a eu une selle décolorée le matin même. De lui-même, le malade qui est sujet à ces crises a pris un grand bain d'une heure. Aucun soulagement.

Nous lui faisons une injection hypodermique de 1 centigramme de morphine. La douleur se calme, sans toutefois disparaître complètement et revient, aussi violente, deux heures après.

Le malade qui est un peu au courant des injections épidurales, nous prie de lui en pratiquer une, 15 centimètres cubes de sérum sont injectés par voie sacrée.

Au bout de 10 minuites, cessation des douleurs.

La région du foie est comme engourdie. Le malade qui n'avait pu prendre un instant de repos, depuis la veille, s'endort d'un sommeil très calme.

5 décembre. — La douleur n'a pas reparu. Les selles sont encore décolorées.

6 décembre. — La guérison se maintient. Les selles se colorent ; elles contiennent quelques calculs.

Nous aurions voulu pouvoir traiter de même les coliques néphrétiques. Nous n'en avons pas eu l'occasion, mais tout nous porte à croire que le résultat eût été aussi favorable.

C) Douleurs viscérales du tabès.

M. Brocard, dans sa thèse, relate plusieurs observations de tabétiques chez lesquels l'apaisement des douleurs fulgurantes fut obtenu par cocaïnisation épidurale, d'une façon très nette. L'analgésie a duré, totale, pendant une moyenne de deux jours. La douleur est revenue pour disparaître après des injections en séries.

De son côté, M. Bergouignan, interne à l'hôpital Necker, pratiquait l'injection épidurale sur une tabétique de son service en proie à de violentes crises vésicales et obtenait un succès si complet qu'il en faisait l'objet d'une communication à la Société de biologie (séance du 20 juillet 1902).

Nous citerons une observation de Brocard et celle de Bergouignan.

OBSERVATION I (In thèse Brocard)

Jacques J..., 40 ans, artiste lyrique. Venu à la consultation de la Salpêtrière, le 27 avril 1901.

Douleurs fulgurantes (brûlure périrénale, douleurs à la miction). Douleurs sciatiques bilatérales chez un tabétique.

Début date de 2 ans, lent et progressif. Attribué au surmenage et à un refroidissement.

Traité à Dax, par les bains de boue, sans succès, présente signe d'Argyll Robertson. Signe de Lasègue.

La jambe gauche fait un peu mal aussi, mais moins que la droite. La marche est gênée, pénible.

Traitement : Le 27 avril, injection de 3 centigrammes de cocaïne dans 10 centimètres cubes de sérum. Un peu d'engourdissement.

Dort bien le soir. Le lendemain et les jours suivants jusqu'au vendredi 3 mai, la douleur a complètement cédé.

3 mai. — Quelques élancement dans les jambes, légère douleur à la partie antérieure de la cuisse.

4 mai. — Deuxième injection. Amélioration rapide, en 10 minutes. Marche plus facile.

5 mai. — Va bien.

6 mai. — A des élancements assez douloureux.

7 mai. — Troisième injection, n'a plus aucune douleur.

10 juin. — Le malade n'a pas souffert *depuis un mois*.

Observation II

(Bergouignan, Société biologie, 20 juillet)

Femme de 33 ans, ressent depuis *trois ans*, sans interruption, de fréquents besoins d'uriner nuit et jour qui coïncident avec des crises de douleurs extrêmement vives localisées au bas-ventre et comparables à une sensation de torsion, de constriction. Pendant ces crises, émission très pénible de quelques gouttes d'urine. La quantité d'urine émise pendant vingt-quatre heures ne dépassait pas 250 grammes.

La malade fit de fréquents séjours dans différents hôpitaux et surtout à Necker. On pose le diagnostic de *tabès avec crises vésicales*. A l'hôpital Laennec le diagnostic fut confirmé par l'examen du liquide céphalo-rachidien. *Aucun traitement ne peut augmenter la quantité d'urine ni calmer les douleurs vésicales*. Ces temps derniers, la malade restait chez elle, souffrant atrocement, en proie à des idées de suicide. De temps à autre, elle venait se faire faire une piqûre de morphine à Necker, dans le service de M. Huchard.

Le 5 juillet, nous la fîmes entrer dans ce service pour essayer de calmer ses douleurs par des injections épidurales de cocaïne. Elle présentait les signes les plus évidents de tabès dorsal ; abolition du réflexe rotulien, démarche ataxique, signes de Romberg et d'Argyll Roberston, etc. *Nous n'avons trouvé aucun symptôme d'hystérie*.

Le 6 juillet. — Injection dans le canal sacré de 1 cmc. de solution de cocaïne à 2 0/0. La malade qui souffrait de sa vessie au moment de l'injection est entièrement soulagée au bout de dix minutes. Dans la soirée, la malade a, *sans pouvoir les satisfaire*, des envies d'uriner non douloureuses. Elle n'urine que le lendemain matin, mais abondamment.

7 juillet. — Les douleurs reviennent un peu et disparaissent d'elles-mêmes dans l'après-midi.

8 juillet. — Pas de douleurs.

9 juillet. — A cause de la récidive de l'avant-veille, on fait une piqûre de 3 centigr. de cocaïne. Le soir la malade se plaint *de ne pouvoir uriner*. On est obligé de la sonder. Les jours suivants, la miction devient de plus en plus facile, fréquente et abondante (2 litres par jour).

La malade quitte le service le 18 juillet. Les douleurs vésicales n'ont pas reparu. Les douleurs en ceinture se sont atténuées peu à peu depuis la deuxième piqûre (1).

21 août. — La malade revient à l'hôpital. *Pas de crises césicales.* Elle urine bien, mais elle se plaint de *douleurs gastriques et intestinales.* Elle peut à peine respirer.

Injection de 3 cmc. de cocaïne à 2 0,0. Nausées immédiatement après l'injection. Deux heures après, la malade respire normalement.

21 août. — La malade respire bien, ne souffre plus du tout.

25 août. — Cystoscopie suivie de douleurs vésicales qui durèrent trois jours.

28 août. — Les douleurs se calment. Bon état.

6 septembre. — Aucune douleur du thorax ni de la vessie.

7 septembre. — Excat.

Notons la rétention d'urine qu'eut cette malade ; nous verrons plus loin comment cette propriété de l'injection épidurale, due vraisemblablement à des phénomènes d'inhibition sphinctérienne, a été utilisée pour le traitement de l'incontinence urinaire.

Les observations de douleurs tabétiques guéries ou très améliorées sont aujourd'hui nombreuses. Elles nous montrent qu'avec l'injection épidurale nous possédons

(1) La suite de l'observation est rapportée par Durand-Breffort dans sa thèse : méthode des injections épidurales par voie sacrée. Paris, 1902. Steinheil éditeur.

un moyen de soulagement puissant. Le traitement cura-
tif n'a pas fait un pas, c'est vrai, et les tabétiques sont
toujours des incurables, mais empêcher les incurables de
souffrir est souvent la seule préoccupation du praticien.

D) Coliques saturnines.

Le traitement de la colique saturnine avait jusqu'ici
surtout pour but de combattre la constipation et
d'amener par les selles la cessation de la douleur.
M. Dellarde (1), renonçant à la médication purgative trop
longue, songea le premier à obtenir par les injections
épidurales de cocaïne une analgésie générale qui devait,
par disparition des symptômes douloureux, faire cesser
la constipation. Il devenait, du même coup, inutile de
chercher dans les différents calmants, — liniments
laudanisés, chloroformés, sinapismes, etc. — une atténuation momentanée et assez peu marquée d'ailleurs
des souffrances si aiguës de la colique de plomb.

Ses prévisions furent justifiées. Le premier malade
eut une selle dans la journée; le deuxième une selle
dans la nuit qui suivit l'injection. Tous les deux guéri-
rent en trois jours, sans autre traitement que l'injection
épidurale de cocaïne .

MM. Achard et Laubry obtinrent quelques jours
après un beau succès dans un cas de colique saturnine. Ils firent des injections sous-arachnoïdiennes,
puis des injections épidurales. Le malade eut une éruption d'herpès à la face que nous imputons, comme les

(1) *Echo médical du Nord*, 17 nov. 1901.

auteurs, à l'injection sous-arachnoïdienne. Celle-ci a déjà été suivie dans plusieurs cas d'herpès semblables alors que l'épidurale n'en compte aucun à son actif.

Nous avons eu occasion de soigner deux saturnins qui, eux aussi, ont bénéficié de l'injection épidurale de cocaïne et ont guéri l'un en deux jours, l'autre en cinq jours. Nous en publions les observations.

Observation I (Deléarde)

Man... Félix, 36 ans, travaille depuis 10 ans dans une fabrique de céruse et n'a jamais présenté, dit-il, d'accidents de saturnisme.

Il a quitté la fabrique le mercredi 17 juillet et a été employé à l'usine à gaz où il a travaillé pendant trois jours. Le samedi 20 juillet, à la suite d'excès de boisson, il est pris de vives douleurs abdominales et de constipation. Dans la journée du dimanche 21 juillet, le malade prend du sulfate de soude et avale pour *trente-cinq sous* d'eau-de-vie allemande qu'il vomit en grande partie et qui reste sans effet.

Entré à l'hôpital le 22 juillet au matin, il présente les signes habituels du saturnisme : liséré gingival, ventre rétracté, douleurs aux insertions des grands droits, constipation opiniâtre.

On fait une injection épidurale de 0,03 de cocaïne dissous dans 3 centimètres cubes d'eau. Au bout de 20 minutes, les douleurs disparaissent complètement, le malade se sent mieux ; il demande à sortir.

Il a une selle dans l'après-midi. Il quitte l'hôpital complètement guéri le mercredi 24 juillet.

Observation II (Achard et Laubry)

Leb... Émile, 21 ans, peintre en bâtiments, entre le 21 juin à l'hôpital Tenon, salle Bichat, lit 16, pour un accès de colique saturnine survenue brusquement pendant son travail, il y a deux jours. Les douleurs siègent dans tout l'abdomen, avec irradiations dans les lombes, le testicule et les membres inférieurs. Elles sont vives, continues, avec accès paroxystiques, elles déterminent l'attitude en chien de fusil, et s'accompagnent de vomissements verdâtres et d'une constipation rebelle qui du.. depuis leur début.

Température 38°2. Pouls vibrant et serré. La langue est saburrale, les gencives recouvertes du liséré saturnin ; le ventre rétracté, douloureux, surtout à la palpation superficielle. Le foie ne dépasse pas les fausses côtes. Pas d'autre symptôme.

Antécédents: Parents bien portants. Aucune autre maladie que cinq accès de colique saturnine.

On diagnostique un nouvel accès de colique et on pratique immédiatement une injection *intra-arachnoïdienne* de 0 gr. 01 de chlorhydrate de cocaïne. Cette injection est suivie d'une *céphalalgie* assez intense et persistante, suivie de vomissements ayant d'ailleurs les mêmes caractères que ceux observés dans le courant de l'accès *L'analgésie obtenue est légère* mais remonte jusqu'à l'ombilic. *Elle dure une heure* environ après laquelle le malade s'endort ; ses douleurs abdominales se calment pendant cinq heures environ.

Le soir, à la contre-visite, à six heures, ses accès moins violents semblent avoir repris. Les maux de tête existent toujours et s'accompagnent d'une légère température (38°4).

22 juin. — Même état : on prescrit le traitement classique de la colique de plomb : lavement purgatif, miel soufré et bains sulfureux.

23 juin. — En présence des douleurs abdominales persis-

tantes, *on pratique une injection sacro-coccygienne* extramé-
ningée de 0 gr. 02 de chlohrydrate de cocaïne dilué dans 4 centimètres cubes de sérum. *On obtient un soulagement plus mar-*
qué et plus prolongé, sans maux de tête, se manifestant au bout
d'une heure.

Le soir à la suite de brûlures et d'élancements, éruption au
voisinage des narines, des lèvres et du menton, des éléments
suivants : petites vésicules de la grosseur d'une tête d'épingle,
les unes simples, les autres confluentes, formant de petites
bulles ou phlyctènes à contours nettement cylindriques, et
polycycliques. Leur aspect variable d'un élément à l'autre, les
unes distendues et franchement sphériques, les autres à demi
flétries, d'autres même en voie de dessication et ayant fait place
à de fines croûtelles luisantes, jaunâtres, méllicériques, témoigne
de leur existence éphémère et de la rapidité de leur évolution.
Leur contenu est uniformément louche, vésico-pustuleux
d'emblée.

21 juin. — Apparition sur la face inférieure de la langue,
près de la pointe, de deux petites vésicules allongées, placées
symétriquement de chaque côté de la ligne médiane, se confon-
dant même légèrement à leur partie postérieure, et se rom-
pant peu après leur naissance pour faire place à une exulcéra-
tion en fer à cheval, simulant par sa coloration, son aspect,
une plaque opaline ; celle-là seule est douloureuse, ou plutôt
gênante pour la déglutition.

25 juin. — Disparition des coliques.

Régression des éléments éruptifs qui sont presque tous rem-
placés par des croûtelles de même dimension que les vésico-
pustules, peu adhérentes.

25 juin. — Le malade sort de l'hôpital sans présenter trace
de son éruption, ses coliques guéries.

Retenons de cette observation, extrêmement intéressante, où les deux méthodes sous-arachnoïdienne et

épidurale ont été tour à tour essayées, les faits suivants :
1° L'injection sous-arachnoïdienne s'est accompagnée de vomissements, d'une céphalalgie intense et persistante ;
2° L'analgésie obtenue a été légère.

L'injection épidurale, par contre, s'est montrée comme toujours d'une parfaite innocuité. Pas de vomissements, pas de maux de tête. Le soulagement obtenu a été plus durable, plus marqué.

C'est à cette dernière que vont nos préférences.

OBSERVATION III (Personnelle)

Marcel P...., 37 ans, peintre en bâtiments.

Bien portant, n'a jamais eu d'autres maladies qu'une attaque de coliques de plomb en 1898. Elle a duré 17 jours.

Le 9 août 1901, le malade est pris, au retour de son travail, de violentes douleurs abdominales.

Il vomit plusieurs fois dans la nuit.

Nous le voyons le 10 août au matin. Il s'est purgé (20 grammes d'eau-de-vie allemande, 15 gr. sirop de nerprun) utilisant une ordonnance qu'on lui avait prescrite à sa première attaque.

Il n'a pas encore été à la selle. Les douleurs sont toujours aussi vives, le ventre est rétracté, douloureux à la palpation, le pouls très dur, la température à 37°0. Liséré gingival très marqué.

10 août. — 6 heures soir. Le malade n'a pas encore eu de selles. Les douleurs persistent. Nous faisons une injection épidurale de 5 centimètres cubes d'une solution de cocaïne à 0,50 0/0.

Les douleurs cessent une demi-heure après. Le malade qui n'a pu prendre de repos depuis la veille au soir s'endort paisiblement.

Le lendemain vers 4 heures du matin il a une selle. Aucune douleur.

A 5 heures du soir, nouvelle selle. Aucune douleur. Le malade voudrait manger et surtout boire une petite absinthe pour « fêter sa guérison miraculeuse ». Nous le laissons au lait.

Le 7 août, il reprend son travail.

OBSERVATION IV (personnelle).

Marie-Louise C..., 23 ans, employée à Levallois-Perret dans une maison de fonte de caractères d'imprimerie.

A souvent des migraines et est à sa troisième attaque de coliques de plomb. Elles durent d'ordinaire une quinzaine de jours.

8 octobre. — Est envoyée par le malade précédent. Elle a souffert dans la journée et prévoit une nouvelle attaque.

Ses prévisions se réalisent la nuit suivante, douleurs abdominales intenses, vomissements verdâtres, ventre rétracté, liséré gingival.

9 octobre. — Nous faisons une injection épidurale de 5 cmc. de solution aqueuse cocaïnée à 1 pour 200).

Les vomissements cessent, mais la douleur n'est qu'atténuée, elle ne disparaît pas complètement.

Pas de selle.

10 octobre. — Nous faisons une nouvelle injection épidurale mais cette fois, nous injectons 10 cmc. de sérum physiologique (7. 50 NaCl pour 1000).

La douleur disparaît entièrement dix minutes après l'injection.

Il y a une selle le soir.

11 octobre. — Nous trouvons la malade levée ; elle ne souffre plus du tout et veut reprendre son travail.

VII. — Analgésie dans le rhumatisme chronique

L'observation de M. Queyrat, rapportée dans la thèse de Brocard, nous a donné l'idée de faire bénéficier du traitement épidural les arthralgies si douloureuses et si rebelles du rhumatisme chronique. Sur cinq malades, nous avons eu dans deux cas une véritable résurrection, deux améliorations très notables; le cinquième malade n'a retiré de l'injection épidurale qu'un bénéfice temporaire.

Voici, résumée, l'observation bien typique du docteur Queyrat.

Observation I

Macédo Constant, 16 ans, lit 24, salle 6, hôpital Ricord, souffre depuis 6 ans. Douleurs violentes dans les articulations de la hanche, du genou, tibio-tarsienne, orteils, poignet, colonne lombaire. Il y a des paroxysmes qui reviennent de temps en temps, pendant lesquels ses jointures gonflent et lui interdisent tout mouvement.

A son entrée, il est en pleine poussée. Douleurs intolérables. Il faut deux infirmiers pour le déplacer avec précaution. Il ne peut s'asseoir, ni porter les mains à sa bouche. On est obligé de le faire manger.

Le 11 juin 1901, on lui injecte un centigr. de cocaïne dans une solution à 1 0,0. Quatre minutes après (montre en main) on constate une véritable résurrection. Le malade ne ressent plus aucune douleur dans les deux membres inférieurs. Il peut fléchir la main et la jambe, remuer les orteils, comme s'il n'avait jamais été malade. Bien plus, il s'asseoit dans son lit. Il est enchanté, « c'est la première fois depuis 6 ans, qu'il éprouve un bien-être aussi complet ».

Le 13, les mains se dégagent. Le malade peut manger seul.

Il sort de l'hôpital, guéri, le 18 juin.

OBSERVATION II (Personnelle)

Julie P..., couturière, 53 ans, habitant Saint-Maurice (Seine).

A eu sa première atteinte de rhumatisme articulaire à 17 ans, pour, dit-elle, s'être couchée sur l'herbe mouillée. Depuis, elle a eu une seconde crise à 23 ans. qui n'a pas eu de suites ; une autre à 37 ans.

Depuis cette dernière, elle avait quelque difficulté à se mettre en marche ; ses articulations lui semblaient « rouillées », mais elle pouvait vaquer à ses occupations, quand elle fut prise, le 17 novembre 1901, d'une crise plus forte que les précédentes, qui résista au salicylate et aux divers traitements employés.

Nous voyons cette femme chez elle le 3 février 1902.

Elle est au lit, souffrant horriblement des articulations tibio-tarsienne, du genou et de la hanche — des deux côtés.

Rien aux membres supérieurs.

Les moindres mouvements. la pression la plus légère lui sont intolérables.

Elle a de la fièvre (39°4) et ne dort plus tellement elle souffre.

3 février. — Nous pratiquons, à onze heures du matin, une injection épidurale de 5 cent. cubes de solution cocaïnée à 0,50 %, soit 2 centigr. 5 de cocaïne.

Elle est fort bien supportée. La malade accuse un engourdissement qui monte dans son dos jusqu'aux épaules. Presque instantanément elle dit ne plus souffrir, et, de fait, la palpation, impossible avant l'injection, n'est plus douloureuse.

Onze heures et demie. La malade voudrait se lever tant elle se sent bien.

Nous ne le lui permettons qu'une heure après. Elle marche sans douleur, mais les articulations demeurant très grosses, nous la faisons recoucher.

Six heures soir. L'articulation tibio-tarsienne gauche est redevenue sensible.

5 février. — Les douleurs sont peu à peu revenues dans les articulations tibio-tarsienne gauche et droite et au genou droit, mais elles restent supportables et ne peuvent être comparées à celles « d'avant la piqûre ».

Nous faisons, le 5 février, une nouvelle injection de cocaïne (3 centigr. à 0,50 %). Disparition complète des douleurs.

10 février. — La malade a repris sa vie habituelle et ne peut croire, tellement elle lui paraît surprenante, à une guérison si rapide, après trois mois de lit et de souffrances.

Nous revoyons cette femme le 20 mars. Elle n'a plus souffert.

OBSERVATION III (personnelle)

Arsène B..., terrassier, 40 ans.

Rhumatisme articulaire chronique.

Interrompt son travail le 4 décembre 1901 parce qu'il ne peut plus marcher ni se baisser.

Le 7 décembre, les membres supérieurs, indemnes dans les attaques rhumatismales précédentes, sont pris cette fois et l'empêchent de manger.

Nous le voyons le 9 décembre, il est au lit et souffre. Une injection épidurale de 10 cent. cubes de sérum amène, au bout de douze minutes, la sédation des douleurs des membres inférieurs et un peu de diminution de la douleur des membres supérieurs.

Le malade peut marcher, se baisser, mais les mouvements des bras restent douloureux.

11 décembre. — Les mouvements des jambes sont toujours possibles. Aucune amélioration du côté des bras.

Nous injectons 15 cent. cubes de sérum pour faire remonter le liquide le plus haut possible.

Peu de résultats. Les mouvements des bras restent douloureux.

13 décembre. — Nous injectons 20 cent. cubes de sérum. Le malade sent parfaitement l'injection remonter en haut « jusqu'au cou ». Il est un peu endolori.

Une heure après, il pouvait lever les bras, les croiser, porter les mains derrière la nuque, tous mouvements impossibles avant l'injection.

17 décembre. — La guérison s'est maintenue.

VIII. — Analgésie dans les compressions radiculaires d'origine vertébrale

M. Chipault, au Congrès de chirurgie, dans la séance du 23 octobre 1901, signale les « résultats complets et durables qu'il a retirés de l'emploi de la méthode épidurale dans un cas de compression radiculaire par carcinose vertébrale secondaire à un cancer du sein ».

Cette observation, fort intéressante, montre que le niveau de l'affection est indifférent, que les douleurs sont calmées même lorsqu'elles siègent au-dessus de l'ombilic, il suffit que le décollement dure-mérien remonte suffisamment haut.

Nous avons recherché et trouvé six observations de compressions radiculaires. Dans une seule de Chipault, où il s'agissait de radiculite de la 8ᵉ racine cervicale

droite, par compression osseuse rhumatismale, au niveau du trou de conjugaison, il y a eu insuccès relatif.
Dans les cinq autres la guérison a été parfaite et nous
concluons, avec Chipault, que « la méthode épidurale se
« présente comme un précieux moyen analgésique dans
« les compressions radiculaires douloureuses d'origine
« vertébrale, plus particulièrement dans les compressions
« cancéreuses où l'on était jusqu'à présent bien embar-
« rassé de faire quoi que ce soit d'utile et où elle permet
« de supprimer les douleurs d'une façon durable et peut-
« être même définitive (1). »

OBSERVATION I

(De M. Verliac, int. des hôpitaux. In *thèse* Durand)

L... Hippolyte, 39 ans, démolisseur, demeurant 68, rue
Fondary, entre le 10 juin 1901 à l'hôpital Necker, salle Bouley,
service de M. Barth, alors en vacances.

Diagnostic : Gastrite éthylique ulcéreuse avec hémorrha-
gie.

Secondairement, noyaux épiploïques multiples ; amaigrissement extrême, ganglion sus-claviculaire ; tumeur pylorique,
douleurs le long de la colonne vertébrale dorso-lombaire ; ces
douleurs sont si fortes que le malade marche courbé ; on est en
droit *de penser à une propagation néoplasique du côté de la
colonne vertébrale.*

Depuis 15 jours, compression du cholédoque ; selles décolorées et urines rouges.

(1) Dr A. CHIPAULT. — Congrès français de chirurgie, 23 octobre
1901.

Le 28 août, nous lui faisons une injection de 2 cmc. de cocaïne a 20/0, soit 4 centigr. de cocaïne, un écoulement sanguin nous oblige à retirer l'aiguille deux fois.

Le malade reste quarante-huit heures sans la moindre douleur et sans morphine. Mais il demande lui-même son exeat le 30 août pour des raisons de famille.

IX. — ANALGÉSIE DANS LE CANCER ET LES LÉSIONS INFLAMMATOIRES DES ORGANES DU PETIT BASSIN.

Nous venons de voir le résultat inespéré des injections épidurales dans les compressions radiculaires d'origine vertébrale et surtout cancéreuse. Il était naturel d'en tenter l'effet dans les affections douloureuses du petit bassin. Dans un cas de néoplasme de l'S iliaque, dans un cas de cancer du rectum, dans un cas de tuberculose du rectum, le succès fut brillant et durable.

Il le fut moins dans un cas de cancer utérin, et nous eûmes un insuccès complet dans une crise de coliques salpingiennes.

OBSERVATION I

Néoplasme de l'S iliaque, par M. Verliac, interne des hôpitaux
(in thèse Durand).

B... Jules, 57 ans, meunier, entré le 20 juin 1901, à l'hôpital Necker, salle Vernois, lit n° 25.

Diagnostic : Néoplasme de l'S iliaque. Accidents datant du mois de septembre. Rien au toucher rectal. Amaigrissement.

Constipation opiniâtre. *Douleurs épouvantables.* Crises de douleurs tous les jours et même deux fois par jour.

30 août 1901. — Injection épidurale de 2 centimètres cubes de cocaïne Carrion à 2 0/0, soit 4 centigrammes de cocaïne.

5 septembre. — *Le malade n'a pas éprouvé une seule douleur depuis la piqûre.*

10 septembre. — Le malade dort très bien la nuit ; il demande son exeat, sans avoir eu une seule crise depuis 10 jours.

OBSERVATION II

Cancer du rectum (personnelle).

P.. Georges, employé de commerce, vient à la consultation le 12 octobre 1901.

Souffre depuis 5 mois de troubles digestifs et intestinaux. Il a de la répugnance pour certains aliments, digère fort mal ; est sujet à des alternatives de constipation et de diarrhée, cette dernière souvent sanguinolente.

Il y a de l'incontinence des matières fécales.

Le malade a maigri.

Il souffre de douleurs dans le fondement, atroces, continues, qu'il compare à une brûlure de fer rouge.

Le toucher rectal permet de reconnaître une masse assez molle, à 10 centimètres environ de l'anus, cette masse repose sur des tissus indurés, elle est fongueuse. La limite supérieure n'est pas accessible au doigt.

Le diagnostic de cancer du rectum s'impose. Le malade devait être opéré à l'hôpital Tenon, il y a un mois, mais il a refusé et a préféré partir.

Depuis son retour chez lui (14 septembre) il est piqué tous les soirs à la morphine, sans éprouver un soulagement notable.

13 octobre. — Nous injectons 3 centimètres cubes de cocaïne à 1 0/0 dans l'espace épidural.

Le malade éprouve un soulagement presque immédiat assez marqué.

15 octobre. — Le malade ne souffre que lorsqu'il va à la selle.

16 octobre. — Les douleurs sont revenues assez vives. Nouvelle injection de 5 centimètres cubes de cocaïne à 0,50 0/0.

20 octobre. — Les selles seules sont douloureuses. Le malade se lève et s'assied, il éprouve un bien-être, relatif sans doute, mais que la morphine ne lui a jamais procuré, même au début.

21 octobre. — Les douleurs n'ont pas reparu.

27 octobre. — Même état. La défécation est toujours douloureuse, mais depuis 10 jours que la deuxième ponction a été faite, le malade continue à ne plus souffrir.

29 octobre. — Le malade doit partir dans la Creuse où habitent ses enfants. Il a un peu souffert la veille. Nous lui faisons une nouvelle injection de 5 centimètres cubes de cocaïne à 0,50 0/0.

Nous n'avons plus eu de ses nouvelles.

X. — L'ANALGÉSIE EN OBSTÉTRIQUE

Au début de la méthode, dès les premiers succès obtenus, nous eûmes l'idée d'en faire bénéficier les femmes en couches. Dans l'impossibilité où nous nous sommes trouvé de l'expérimenter à l'hôpital, nous n'avons que trois observations. C'est trop peu pour conclure et être affirmatif, nous espérons d'ailleurs poursuivre cette étude et la mettre au point dans un travail ultérieur.

Quoi qu'il en soit, nous pouvons affirmer là encore la parfaite innocuité de la méthode et ses résultats supérieurs à ceux de la ponction lombaire de Doléris non exempte de dangers.

Dans les trois observations que nous présentons, le travail, loin d'être retardé, nous a semblé *accéléré*, comme Doléris et Malartic l'avaient déjà observé en injectant la cocaïne dans l'espace sous arachnoïdien.

Dans l'observation II les douleurs des contractions et même les douleurs d'expulsion ont été nulles.

Dans les observations I et III, les contractions tout en se produisant normalement, à intervalles plutôt rapprochés, n'ont pas été complètement indolores.

Les parturientes ont cependant moins souffert à partir du moment où l'injection a été pratiquée.

Peut-être qu'une deuxième injection eût enlevé toute douleur. C'est un point que nous nous proposons d'élucider.

Nous n'avons pas eu l'occasion d'étudier l'action *provocatrice* de l'injection épidurale de cocaïne. Il semble logique de prévoir que par la voie sacrée, la cocaïne agira comme par voie lombaire, « en éveillant la contractilité de l'utérus à l'état de repos et en déterminant des contractions suffisantes pour amener à bref délai l'expulsion du fœtus ». (Doléris et Malartic.)

Dans les 3 cas, le placenta nous a paru être expulsé plus vite, moins de vingt minutes après la sortie du fœtus.

OBSERVATION I (personnelle).

Jeanne F..., 21 ans. Primipare, habitant Palaiseau. Appelé le 10 septembre 1901, à neuf heures du soir, nous trouvons le travail commencé. La dilatation est de 1 cm.

Le fœtus est en O. I. G. A. La tête est engagée. Les bruits du cœur sont bons.

La parturiente très nerveuse, souffre beaucoup à chaque contraction et demande « qu'on lui fasse n'importe quoi, mais qu'on la soulage ». Les contractions se produisent à peu près toutes les 20 minutes.

A 9 h. 50, nous pratiquons, après asepsie rigoureuse, une injection dans l'espace épidural de 4 cmc. d'une solution de cocaïne à 0,50 pour 100, soit 2 centigrammes de cocaïne.

La femme est mise dans le décubitus dorsal, et une main placée sur l'utérus, nous en surveillons la contraction.

A 10 h. 03 minutes, l'utérus se contracte. Aucune douleur, la femme accuse seulement une vague sensation de pression. La contraction dure environ une minute.

A 10 h. 17. — Nouvelle contraction indolore.

Les contractions se succèdent toutes les 15 minutes à peu près.

A 10 h. 30. — Nous pratiquons le toucher, le travail s'effectue normalement, la dilatation est de la grandeur d'une pièce de 5 francs.

Les battements du cœur fœtal sont bons.

A 11 h. 20, la parturiente pousse un cri au moment d'une contraction. Nous lui demandons si elle a souffert. « Un peu, nous dit-elle, mais si elle a crié c'est qu'elle a été surprise. Elle s'habituait à ne plus souffrir. »

A partir de ce moment les contractions se rapprochent et cessent d'être indolores. Toutefois elles sont moins vives qu'avant l'injection.

A minuit. — La dilatation est complète, la marche de l'accouchement est normale. La période d'expulsion est un peu douloureuse, mais sans cris.

Elle est « supportable » sauf lorsque la tête apparaît à la vulve. *A aucun moment, il n'y a eu ces douleurs lombaires si fréquentes et si pénibles.*

Minuit 20. — Dégagement de la tête en occipito-pubienne.

Les suites de l'accouchement ont lieu sans incident.

Minuit 40. — Délivrance naturelle.

OBSERVATION II (Personnelle.)

Marcelle M..., 36 ans.

A eu 3 enfants : en 1889, un garçon, accouchement normal, en 1893, un garçon, accouchement normal ; en 1898, une fille, morte quelques jours après l'accouchement d'une malformation congénitale, lui a-t-on dit.

Grossesse normale — fœtus en O.I.D.P. — Nous sommes appelé le 17 octobre 1901, à 2 heures après-midi.

L'accouchement précédent ayant été douloureux, la malade nous raconte qu'une de ses amies « s'est fait endormir » et réclame le même privilège. Le travail est avancé, la dilatation est de 3 à 4 centimètres, les contractions ont lieu toutes les 10 minutes.

A 2 heures 25, injection épidurale de 2 centigrammes de cocaïne en solution aqueuse à 0,50 0/0.

2 heures 30, contraction indolore.

2 heures 38, contraction indolore.

3 heures 13, contraction indolore.

Le travail marche très vite, la dilatation est complète à 3 h. 5 minutes. Les contractions ont lieu toutes les 4 à 5 minutes, indolores.

A 3 heures 15, expulsion du fœtus. Aucune douleur.

A 3 heures 20, le placenta est à la vulve.

LACOMBE   6

Observation III (Personnelle.)

Louise D..., primipare.

Grossesse normale — fœtus en O.I.G.A.

Nous sommes appelé le 9 novembre à 8 heures du matin. Les douleurs ont commencé le matin même à 6 heures ; cette femme, voisine de la précédente, veut bénéficier de l'injection.

Les douleurs sont faibles, très espacées, le col n'est pas complètement effacé : nous attendons.

A 11 heures, les douleurs sont plus vives, se rapprochent.

Nous pratiquons l'injection épidurale : 2 centigr. de cocaïne en solution aqueuse à à 0,50 0/0.

Les contractions sont indolores, elles ont lieu tous les quarts d'heure.

A 2 heures, la dilatation est complète.

A 2 heures 10. les contractions sont plus fréquentes (toutes les 5 minutes) elles sont un peu douloureuses.

A 4 heures. *Pas de douleurs lombaires*. L'expulsion a lieu, délivrance. Suites de couches normales.

II. — L'INJECTION ÉPIDURALE COMME TOPIQUE LOCAL OU MODIFICATEUR A DISTANCE

A) **Mal de Pott.**

Les liquides injectés dans l'espace épidural montant de proche en proche, par capillarité, en décollant la dure-mère jusqu'au trou occipital, sans le pouvoir dépasser, il était logique d'y injecter des liquides véhiculant un médicament spécifique. Le liquide une fois absorbé, le médicament reste en contact avec les surfaces osseuses malades et un véritable pansement intra-vertébral se trouve ainsi constitué. On n'a pas à redouter la pénétration dans le crâne.

Ces considérations engagèrent Mauclaire « à faire prudemment des injections iodoformées dans l'espace rachi-dure-mérien pour traiter certaines formes du mal de Pott, c'est-à-dire celles qui sont caractérisées soit par des lésions osseuses s'ouvrant dans le canal vertébral, soit par des lésions de pachy-méningite dure-mérienne externe tuberculeuse. » Il présentait à la Société de biologie (séance du 29 juin 1901) quatre observations : une d'adulte et trois d'enfants.

Chez l'adulte, atteint d'un mal de Pott dorsal inférieur, 3 cc. de glycérine iodoformée furent injectés. Il y eut un peu de douleur immédiate et momentanée, sans accident ultérieur.

Chez les trois enfants, un ou deux centimètres cubes d'huile de vaseline iodoformée furent injectés. Chez le premier enfant, on constata « une légère hyperthermie les deux soirs qui suivirent l'injection, mais il y avait des fistules nombreuses chez ce malade. Chez les deux autres il n'y eut aucune réaction douloureuse et fébrile. »

La démonstration était faite : on pouvait employer la voie sacrée comme voie d'abord et de traitement des lésions osseuses du canal vertébral. Mauclaire s'en tint là, et ne fit qu'une injection, estimant cependant, avec raison, qu'on devait recommencer tous les quinze jours et à des doses plus élevées.

Chipault (1), reprenant la question, conclut qu'il faut, pour bénéficier de la méthode, « que les fongosités tuberculeuses siègent en un point très bas du canal rachidien. » C'est, ajoute-t-il, ce qui était dans un cas de tuberculose des corps vertébraux lombo-sacrés, avec compression de la queue de cheval où il pratiqua, sans accident d'aucune sorte, trois injections de glycérine iodoformée.

Nous ne partageons pas entièrement cette manière de voir et nous pensons que les maux de Pott, même cervicaux, sont justiciables du traitement.

Durand (2), dans sa thèse, rapporte une observation de Bergouignan dans laquelle, après injection épidurale, « les mouvements de flexion ou de latéralité de la tête

(1) Chipault, Congrès français de chirurgie, séance du 23 octobre 1901

(2) Durand, *Thèse*, Paris, 1902, p. 80.

devinrent possibles après une immobilité d'un an. » Cette amélioration subsistait plusieurs mois après.

Si, entre les mains de Mauclaire et de Chipault, la méthode n'a donné que des résultats partiels, nous pensons qu'il faut surtout incriminer la faible quantité de solution injectée. C'est également l'avis de Durand.

Les injections faites ont été, au plus, chez l'adulte, de 3 centimètres cubes. Or il ne faut pas oublier que *l'espace épidural réel*, c'est-à-dire cet espace qui se trouve entre le V sacré et la limite inférieure du cône dural, est de 4 centimètres cubes. C'est seulement lorsqu'il est plein que le liquide monte facilement — sous pression en quelque sorte, en refoulant « le matelas veineux qui remplit la cavité. » Si donc, on ne provoque pas d'emblée, « grâce au piston de la seringue et à la résistance du canal sacré une pression telle que le liquide monte presque immédiatement, l'injection sera absorbée localement par le manchon veineux. »

Nous avons montré d'autre part la tolérance remarquable de l'espace épidural ; nous avons vu qu'on pouvait y injecter jusqu'à 40 et 50 grammes de sérum. Nous sommes donc en droit de dire qu'on pourra injecter sans crainte de 5 à 10 centimètres cubes de solution huileuse chez l'enfant, de 10 à 15 chez l'adulte. On atteindra alors sûrement la région dorsale supérieure. Il est de toute évidence que le titre de la solution devra être proportionné à la quantité injectée pour éviter tout accident d'iodisme.

La thérapeutique du mal de Pott vient donc de s'enrichir

d'un moyen de traitement direct, longtemps espéré. Il
ne détrône pas les autres cependant et jusqu'à plus am-
ple informé, nous croyons n'y voir qu'un adjuvant du
traitement général et de l'immobilisation par le corset
de Sayre. « La découverte d'un médicament ayant une
action vraiment spécifique contre le bacille de Koch et
inoculable sans danger lui donnera peut-être dans l'avenir un rôle plus marqué. » (1)

B) Incontinence d'urine.

Albarran et Cathelin étudiaient à l'hôpital Necker
l'injection épidurale dans les cas de vessies douloureuses.

Une des malades injectées eut une telle difficulté à
uriner qu'on dut la sonder. Ce phénomène se reprodui-
sit et aussitôt Albarran et Cathelin « songèrent à l'utiliser sur quatre incontinents se trouvant dans leurs salles,
cas disparates et fournis par les hasards de la clinique. »

Les résultats furent très encourageants. Ces incontinences qui dataient de 3 ans, de 2 ans, de 18 mois, de
2 mois, cédèrent toutes à un nombre d'injections variant entre 1 et 5 (2).

Quelques mois plus tard (25 octobre 1901), Albarran

(1) DURAND-BREFFORT. — *Thèse*, Paris, 1902.
(2) ALBARRAN et CATHELIN. Note sur les injections épidurales de
cocaïne dans certains cas d'incontinence d'urine. *Soc. biologie*,
13 juillet 1901.

et Cathelin faisaient connaître au congrès d'urologie les résultats de 15 nouveaux cas chez des enfants de 7 à 19 ans. Voici les règles que posèrent les auteurs :

Chez l'adulte, faire une première série de 2 ou 3 injections avec 1 cc. de la solution de cocaïne à 2 0/0 : suivant le résultat obtenu recommencer plus ou moins souvent. Il est à remarquer que dans les bons cas, les résultats favorables s'observent toujours dès les premières injections.

Chez l'enfant, faire une première série de 3 injections séparées par un intervalle de 48 heures, avec 5 ou 10 cc. de sérum physiologique. Si le résultat obtenu est bon, ne plus faire d'injections : mais si l'incontinence revient, recommencer le même traitement. En cas d'insuccès, remplacer l'injection de sérum par celle de 5 milligrammes de cocaïne en solution à 0,50 0/0.

Les 15 cas présentés au congrès d'urologie se répartissaient ainsi : incontinence infantile, 5 ; incontinents neuropathes, 3 ; incontinents par calcul vésico-prostatique, 1 ; incontinents tuberculeux, 6.

a) *Incontinence infantile.* — Chez deux enfants, à incontinence nocturne invétérée et rebelle, âgés l'un de 11 ans, l'autre de 14 ans, une seule injection de sérum fit immédiatement cesser l'incontinence.

Sur 17 enfants incontinents que nous avons pu observer depuis, 9 étaient en traitement, sans grands résultats ; 5 furent guéris dès la première injection.

Dans deux cas, les plus défavorables, nous n'avons obtenu, avec les premières injections qu'une amélioration passagère, les enfants restaient une ou deux nuits sans uriner, ils perdaient la troisième ; nous avons alors employé la cocaïne, et nous sommes parvenus à la guérison complète dans un cas après un mois de traitement et 11 injections, dans l'autre après 19 injections réparties en trois mois.

b) *Incontinents névropathes ou par lésion nerveuse.*— Un homme de 37 ans, neurasthénique, très nerveux impuissant, perd ses urines depuis huit mois.

Dès la première injection, il reste continent sept jours ; puis urine deux fois avec un intervalle de deux jours. Guéri à la cinquième injection.

Une femme de 49 ans, hystérique dans sa jeunesse, ayant eu à la suite d'une intoxication oxycarbonée des accidents graves dont il persiste une paraplégie presque complète, est à Necker depuis 20 mois. Elle perd toutes ses urines le jour et la nuit. Guérie de son incontinence diurne, complètement en 15 injections. L'incontinence nocturne reparaît par intervalles.

c) *Incontinence par calcul vésico-prostatique.* — Il s'agissait d'un malade atteint de calcul vésico-prostatique perdant *constamment* ses urines. Après *une seule injection*, il est resté continent 12 jours, jusqu'à l'opération.

d) *Incontinence par insuffisance uréthrale.* — Vieilles femmes de 68, 72, 78 ans, ne perdant pas constamment leurs urines, mais ne pouvant retenir leurs envies incessantes d'uriner.

Après la première injection, l'une reste deux heures sans uriner, l'autre a pu marcher pendant 2 kilomètres sans se mouiller (elle perdait auparavant ses urines dès qu'elle était debout).

Incontinence des tuberculeux. — Un de ces malades, tuberculeux génital, vésical et rénal très avancé, bénéficie à peine du traitement : il ne devient continent que pour quelques heures.

Un autre tuberculeux vésical et rénal ; reste complètement insensible aux injectionsépidurales. La néphrectomie est faite. L'incontinence d'urine, constante depuis deux ans, disparaît aussitôt.

Un troisième malade a une épididymite tuberculeuse avec incontinence complète depuis huit mois. Chez lui, les injections épidurales font disparaître l'incontinence d'abord pendant 29 jours puis pendant 13 jours. Il reste continent depuis ce moment.

Les incontinences d'urine d'origines les plus diverses ont donc été attaquées avec succès par méthode épidurale et la diversité même de ces cas semblerait prouver, comme l'ont dit Albarran et Cathelin (1), qu'il y a dans la pathogénie des incontinences d'urine un facteur commun : *l'inhibition du sphincter.*

« Cette hypothèse pourrait permettre de comprendre l'action des injections épidurales en les considérant comme un moyen de provoquer la dynamogénie de la contractilité ou de la tonicité suspendue mais non abolie. »

(1) Albarran et Cathelin, 5ᵉ section de l'Association française d'urologie. Paris, 1901.

III. — L'INJECTION ÉPIDURALE COMME VOIE D'ABSORPTION MÉDICAMENTEUSE.

Myélite syphilitique. — M. Schachmann, de Bucharest, a injecté le benzoate de mercure à un malade atteint de myélite syphilitique. M. Gaucher a présenté cette observation dans une note à la Société médicale des hôpitaux, le 18 octobre 1801.

Il s'agissait d'un homme de 29 ans, de bonne constitution générale, syphilitique. Le traitement ordinaire avait eu raison des manifestations secondaires.

La myélite seule était rebelle « comme si la médication n'était ni assez profonde, ni assez complète ».

M. Schachmann se décide à faire le 29 mai une première injection épidurale de benzoate de mercure au centième.

Le soir, la température monte à 37°5.

31 mai. — Temp. matin, 36°4. Nuit agitée, langue légèrement saburrale ; les urines claires sans albumine ni sucre.

Nouvelle injection épidurale ; pas de température le soir.

1er juin. — Temp. matin 37°1 ; troisième injection. Le malade va bien jusqu'à 4 heures du soir où la tempér. monte à 39°. N'a pas dormi toute la nuit. 2500 gram. urines sans sucre ni albumine.

Les trépidations épileptoïdes ont presque complètement disparu.

2 juin. — 36°4 ; quatrième injection.

A 6 heures soir, 38° anorexie, insomnie.

3 juin. — 36°4. *état général très satisfaisant.* Cinquième injection.

Se sent bien jusqu'à 4 heures après midi, où la température

monte à 38°4, et il commence à uriner souvent et un peu péniblement. La pollakiurie dure toute la nuit.

4 juin. — 36°8. Va mieux ce matin. Pas d'injection. 37°4 le soir. La pollakiurie a cessé.

5 juin. — 37°, a passé une bonne nuit. Pas de trépidation. Pas de douleur lombaire, se sent mieux.

Sixième injection. 37°5 le soir.

6 juin. — 37°. Bonne nuit, bon appétit, digestion normale. L'endroit piqué est rouge et douloureux.

Nous nous décidons à commencer les injections intrarachidiennes et nous commençons par une demi-seringue au lieu d'élection, entre les 3° et 4° vertèbres lombaires.

(Première injection intra-arachnoïdienne.)

Immédiatement après l'injection, le malade ne sent aucune douleur locale ni aucun autre symptôme ; il mange bien et à 4 heures prend un bain tiède.

Il dort bien; urine, 750 grammes, sans modification pathologique.

7 juin. — 36°8; deuxième injection : demi seringue, urine, 1.250 grammes. Temp. 37°2, soir.

8 juin. — 36°6; troisième injection avec seringue entière. Très bonne journée, aucun incident. Soir : 37°3.

9 juin. — 36°8. A passé une très bonne nuit. *Se lève et peut marcher assez bien, très peu de tremblement et presque sans durée. On ne peut pas provoquer le signe de Westphal.* Quatrième injection.

Jusqu'au 15 juin, le malade reçoit dans la même région, journellement, une injection entière, et de jour en jour on constate une marche progressive dans l'amélioration du malade. L'état général est très satisfaisant; il mange, digère et dort bien. La douleur lombaire a disparu, la trépidation est réduite à très peu de chose; il se tient debout, marche sans appui; les réflexes patellaires sont beaucoup moins exagérés qu'au début et il quitte son lit à plusieurs reprises dans la journée.

La température ne dépasse pas 37°4 le soir, les nuits sont

tranquilles. Il urine environ 1.250 grammes d'urine par vingt-quatre heures. Pas d'albumine, pas de sucre.

Au niveau des points d'injection, aucune modification de la peau, pas de sensibilité anormale, pas de douleur à la pression.

Le 16 juin, repos.

Du 17 au 25 juin, on lui administre journellement et au même niveau 1 centigramme de benzoate d'Hg. et l'état général et local du malade est, on peut dire, excellent. Il marche sans aide, sans trembler, tout droit, s'appuyant cependant un peu plus sur le pied droit que sur le pied gauche. Très peu de trépidation ; réflexe patellaire beaucoup moins exagéré ; peau normale aux points d'injections.

Le malade commence à croire qu'il pourrait quitter l'hôpital pour aller travailler, ce que nous ne lui permettons pas encore, et il consent à rester pour continuer le traitement afin de consolider sa guérison.

Cette observation, qui relate un beau succès, n'obtint cependant pas les suffrages de l'assemblée sans doute parce que les deux méthodes d'injections vertébrales avaient été employées. S'il peut paraître audacieux d'injecter du mercure dans le liquide céphalo-rachidien, il est, par contre, tout à fait inoffensif de faire pénétrer ces mêmes sels dans l'espace épidural très tolérant ; une semblable injection n'offre pas plus de gravité qu'une simple injection hypodermique et a sur celle-ci d'immenses avantages. Lorsqu'on pratique l'injection sous-cutanée de benzoate de mercure, les lésions spécifiques cèdent d'autant plus vite qu'elles sont plus rapprochées de la piqûre. La conclusion s'impose, il faut renoncer à ces injections dans les cas de myélite, comme trop éloignées du siège de la lésion et porter le sel mercuriel dans le voisinage immédiat de la moelle. La voie sacrée était tout indiquée.

« Si M. Schachmann était resté uniquement dans cette voie qui lui offrait tous les avantages cherchés, sans aucun des inconvénients de la sous-arachnoïdienne, nous sommes persuadés qu'il eût provoqué plus d'enthousiasme. » (1)

Retenons de cette communication ce fait que les sels mercuriels solubles sont parfaitement tolérés et agissent vite. Nous n'oserions pas les injecter sous l'arachnoïde — mais le cas échéant, en présence d'une syphilis médullaire grave, à marche rapide, nous n'aurions aucune hésitation à les introduire au voisinage de la moelle, par le canal sacré.

(1) DURAND-BREFFORT. — *Thèse*, Paris, 1902.

CONCLUSIONS

I. La méthode épidurale est une méthode nouvelle tout à fait distincte de la méthode sous-arachnoïdienne, dont elle diffère autant par la technique que par les indications.

Au point de vue anatomique :

II. La zone de ponction est déterminée par trois tubercules osseux : un médian et deux latéraux — ces derniers plus marqués — qui délimitent l'orifice inférieur du canal sacré, le V sacré.

III. Le lieu d'élection de la ponction est la partie supérieure de ce V sacré. On ponctionnera d'abord obliquement (20°), puis on abaissera à l'horizontale.

IV. L'insertion de la dure-mère au trou occipital empêche les liquides injectés de fuser vers le cerveau.

Au point de vue physiologique :

V. L'espace épidural est très tolérant et doit être opposé à la non-tolérance des espaces sous-arachnoïdiens.

VI. La « *montée épidurale* » des liquides se fait par capillarité; leur absorption par osmose et dialyse à travers les si riches plexus veineux épiduraux.

VII. L'action sur les éléments nerveux dépend de la quantité de liquide injecté.

Une injection de faible quantité ne doit agir par compression que sur les racines rachidiennes.

Une injection abondante (supérieure à 10 cent. cubes) a une action certaine sur la moelle par les troubles statiques qu'elle détermine dans le liquide céphalo-rachidien.

Au point de vue clinique :

VIII. L'anesthésie chirurgicale n'a pu être obtenue que d'une manière très inconstante. La méthode n'a pas jusqu'ici d'application en chirurgie.

IX. Comme méthode d'analgésie médicale, la méthode épidurale est supérieure à la méthode sous-arachnoïdienne. Elle n'en offre ni les inconvénients ni les dangers et donne des résultats bien plus durables.

X. Elle est la méthode analgésique de choix dans la

sciatique, le lumbago, les viscéralgies les plus diverses, les arthralgies du rhumatisme chronique, la colique saturnine, etc. ; en un mot, dans toutes les affections douloureuses du tronc.

XI. *En obstétrique*, il serait prématuré de poser des conclusions très fermes, mais, dès à présent, elle nous semble avoir une influence plutôt accélératrice sur le travail. Elle atténue — si même elle ne supprime pas — les douleurs des contractions et de la période d'expulsion.

XII. Le mal de Pott est appelé à bénéficier de cette voie qui seule permet un véritable *pansement intra-vertébral*.

XIII. Dans l'incontinence d'urine, les résultats publiés jusqu'ici semblent plus qu'encourageants et sont presque parfaits dans l'*incontinence nocturne infantile*.

XIV. Enfin il faut voir également dans la méthode épidurale une voie d'absorption médicamenteuse générale (affections médullaires, tétanos, éclampsie, etc.).

XV. Le grand mérite de la méthode épidurale et ce qui assure son succès, est sa parfaite innocuité.

BIBLIOGRAPHIE

DES TRAVAUX PARUS SUR LA MÉTHODE ÉPIDURALE

(Arrêtée au 15 mars 1902).

Fernand CATHELIN. — Une nouvelle voie d'injections rachidiennes ; méthode des injections épidurales par le procédé du canal sacré, applications à l'homme. Soc. de biologie. 28 avril 1901. *Bulletin*. p. 452.

— Technique de la ponction du canal sacré pour aborder la voie épidurale. Les avantages au laboratoire. Soc. de biologie, 4 mai 1901. *Bulletin*, p. 476.

— Mode d'action de la cocaïne injectée dans l'espace épidural par le procédé du canal sacré. Soc. de biologie, 4 mai 1901, *Bulletin*, p. 478.

— Essai d'anesthésie générale chez les chiens par injection de chloral dans l'espace épidural (procédé du canal sacré). Soc. de biologie, 11 mai 1901. *Bulletin*, p. 500.

— Un mot d'histoire à propos des injections épidurales par le canal sacré et notes anatomiques sur le canal sacré. Soc. biologie. 8 juin 1901. *Bulletin*, p. 597.

— Du meilleur procédé d'abord de la voie épidurale (procédé du canal sacré). Indications médicales de la méthode. Soc. de biologie. 8 juin 1901. *Bulletin*, p. 599.

— Notes sur les injections épidurales de cocaïne dans les cas

d'incontinence d'urine (en collaboration avec M. Albarran).
Soc. de biol., 20 juillet. *Bulletin*. p. 808.

— La ponction du canal sacré et la méthode épidurale. *Presse
médicale*, samedi 15 juin 1901. n° 48. p. 284 (avec deux
figures).

— Les injections médicamenteuses épidurales par ponction du
canal sacré. *Journal des Praticiens*, 24 août 1901, p. 529
(avec deux figures). Tirage à part, imprimerie Lahure.
octobre 1901 (avec quatre figures).

TUFFIER. — A propos de l'historique des injections épidurales.
Presse médicale, samedi 18 mai 1901, n° 40, p. 204.

— Voir également : Analgésie cocaïnique par voie extradurale.
Soc. de biologie, 11 mai 1901, p. 490.

LEJARS. — Sur les injections épidurales de Cathelin. Soc. de
chirurgie de Paris (séance du 22 mai). *Bulletin*, p. 567.

— Voir également ; *Presse médicale*, samedi 25 mai 1901.
n° 42, p. 213.

Athanase SICARD. — Les injections extradurales par voie sacro-
coccygienne. Soc. de biologie. 20 avril 1901. *Bulletin*,
p. 396.

— Communications des 4 et 25 mai, p. 479 et 540.

Michel BROCARD. — L'analgésie épidurale. Soc. de biologie.
9 mai, p. 544.

— *Presse médicale* du 29 juin 1901.

— L'analgésie médicale par la voie épidurale (méthode de
Sicard). *Thèse*. Paris, juillet 1901.

COLLEVILLE (de Reims). — Sur un cas de névralgie sacro-lombaire traitée par les injections épidurales de gaïacol orthoformé (guérison). *Union médicale du Nord-Est*, 30 mai
1901, n° 10. p. 113 et *Gazette des hôpitaux civils et mili-
taires*, 6 juin 1901, n° 64, p. 620.

CHIPAULT. — Sur la rachi-cocaïnisation sous-arachnoïdienne
et épidurale. *Médecine moderne*. 19 juin 1901. p. 193, et
Soc. de biologie, 1er juin et 15 juin.

— Les injections épidurales. Association française de chirurgie. XIVe session, 21-26 octobre 1901.

WIDAL. — Traitement de douleurs viscérales et intercostales. Soc. médicale des hôpitaux, 10 mai 1901.

— Guérison du zona métamérique du membre inférieur. Soc. médicale des hôpitaux, 26 juillet.

SOUQUES. — Sciatique traitée et guérie par injection épidurale de cocaïne. Soc. méd. des hôpitaux, 28 juin 1901. (Discussion Achard-Widal-Lamy.)

MAUCLAIRE. — Injections iodoformées par voie épidurale pour traiter certaines formes du mal de Pott. Soc. de biologie, 29 juin 1901, *Bulletin*, p. 705.

LERI et DU PASQUIER. — Valeur comparée des injections de cocaïne sous-arachnoïdiennes et épidurales dans le traitement de la sciatique. Soc. de biologie, 6 juillet 1901. *Bulletin*, p. 758.

LARDENNOIS. — Soc. médicale de Reims. Séance du 15 mai 1901. *Union médicale du Nord-Est*, 15 juin 1901, p. 205.

E. GUIBAL. — Les injections épidurales par ponction du canal sacré. *Gazette des hôpitaux*, 11 juille 1901, n° 79.

P. BERGOUIGNAN. — Crises vésicales du tabès. Injection épidurale de cocaïne par la méthode de Cathelin. Soc. de biologie. 20 juillet. *Bulletin*, p. 808.

Edmond BOUR. — Contribution à l'étude de l'empoisonnement aigu par la cocaïne. *Thèse*. Paris, juillet 1901, p. 16. Boyer, éditeur.

PLICQUE. — Le traitement des névralgies. *Collection des Actualités médicales*, Baillière, éditeur, p. 59.

Ch. ACHARD et LAUBRY. — L'injection intravertébrale de cocaïne en thérapeutique médicale. Soc. méd. des hôpitaux, 19 juillet 1901. *Bulletin*, p. 962 et *Gaz. méd. et chirurgie*, 4 août 1901, n° 62, p. 733.

A. HOULIÉ. — Traitement de l'élément douleur dans la portion sous-diaphragmatique du corps. *Thèse*. Paris, 1901.

THIELLEMENT. — Les injections extradorales de cocaïne et de sérum. *Thèse*, juillet 1901. Naud, éditeur.

Ch. LAPORTE. — Traitement de la sciatique et en particulier de son traitement par les injections épidurales de cocaïne intra et extradurales. *Thèse*, Paris, juillet 1901.

V. NICAISE. — Les injections médicamenteuses épidurales par la méthode de Cathelin. *France médicale*, 10 avril 1901, p. 286.

DUDLEY TAIT. — Académie de médecine de Californie. San Francisco, 27 août 1901, rapporté in *The Journal of american medical association*, Chicago, 21 septembre 1901, p. 793.

SCHACHMANN. — Traitement des myélites syphilitiques par introduction de solutions mercurielles dans le canal rachidien. Soc. méd. des Hôpitaux de Paris, 18 octobre 1901. *Bull.*, p. 18 (présentée par M. Gaucher).

ALBARRAN et CATHELIN. — Traitement des incontinences d'urine par les injections épidurales sacrées de sérum et de cocaïne. Associat. franç. d'urologie, Vᵉ session, 25 octobre 1901, Paris.

DELÉARDE. — Traitement des coliques saturnines par les injections épidurales de cocaïne. Soc. cent. de méd. du départ. du Nord, 11 octobre 1901. *Echo méd. du Nord.* 17 novembre 1901, nᵒˢ 46. rapp. in *Gaz. Hôp.*, 21 nov. 1901, nᵒ 131. p. 1293.

CATHELIN. — Utilisation possible de la voie du canal sacré chez l'enfant pour la ponction sous-arachnoïdienne. *Bull. méd.*, 23 nov. 1901, p. 988.

Ch. ACHARD et Ch. LAUBRY. — Herpès de la face consécutif à l'injection intravertébrale de cocaïne. *Gaz. hebdom. de méd. et chirurgie*, 28 nov. 1901. p. 1129, nᵒ 95.

CATHELIN. — De l'innocuité des injections épidurales chez l'enfant. *Revue mensuelle des maladies de l'enfance*, avril 1902, t. XV, p. 167.

Durand-Breffort. — La méthode des injections épidurales par voie sacrée. *Thèse*, Paris. 1902. Heintreil, éditeur.

Crassous (Henry). — De l'analgésie médicale par injection intra-arachnoïdienne et épidurale de chlorhydrate de cocaïne. *Thèse*, Montpellier, 1902.

Rendu. — Compte-rendu annuel des travaux de la Société médicale des hôpitaux de Paris, 2 janvier 1902, séance du 27 déc. 1901, p. 1414. (Chez Masson.)

Champeaux. — Tableaux synoptique d'exploration médicale des organes, p. 167, 1902. (Chez Baillière).

TABLE DES MATIÈRES

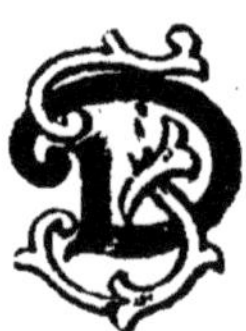

BUZANÇAIS (INDRE). IMPRIMERIE F. DEVERDUN.

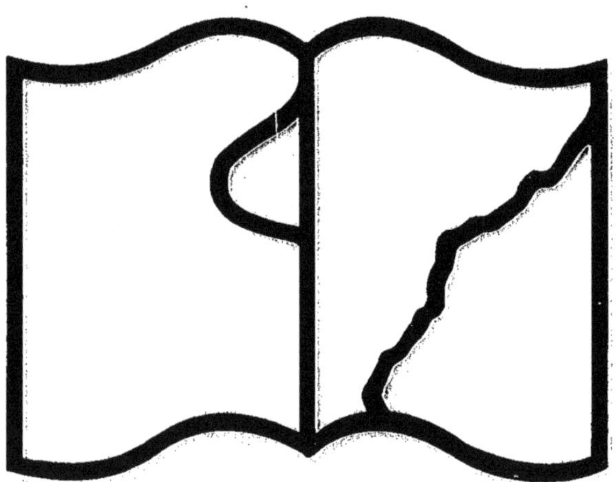

Texte détérioré — reliure défectueuse

NF Z 43-120-11

www.ingramcontent.com/pod-product-compliance
Ingram Content Group UK Ltd.
Pitfield, Milton Keynes, MK11 3LW, UK
UKHW020933140726
13695UKWH00003B/1058